U0005045

長崎原爆

台灣醫生
陳新賜・王文其歷險記

李展平◎著

晨星出版

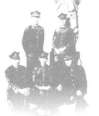

【推薦序】
別格報導文學

文學大師　李喬

　　80年代後的台灣，隨著民主解放的覺醒，生態與在場觀念或甦醒或覺醒了，於是所謂的「鄉土文學」——其實是本土文學興起，立足現實的報導文學也逐漸蔚為風氣，而成績斐然。

　　李展平此人出現與作品展示，也許比較其他人稍晚，但出手就是不同凡響，其不凡在於紮紮實實的田野調查而轟然巨構，其田調不是一般寫手的街語巷譚，擷取古書舊聞；那是奔波萬里海角天涯，尋舊址訪故人、追尋歷史現場而成的。它是歷史事實與文學真實的競合。

　　《前進婆羅洲——台籍戰俘監視員》（2005年版）、《戰火紋身的監視員——台籍戰俘悲歌》（2007年版）就是驚人的成果，分別獲2005年台北國際書展文學類首獎，向國際版權推薦。《戰火紋身的監視員》亦獲選為國家優良出版佳作，兩本姊妹作還引起當年婆羅洲外交官卓還來，姪女卓以定世紀感恩之旅，跪謝台籍戰犯柯景星搭救之恩（彰化和美）。

　　猶記2011年坊間出版《廣島末班列車》，美作家查理．斐列格里諾以報導文學手法重現廣島、長崎原爆現場，內容有深濃悽慘、血腥傾斜；而秉持台灣觀點的李展平新著《長崎原爆——台灣醫生陳新賜．王文其歷險記》，細寫二戰末期台籍醫師逃過長崎原爆的驚魂記事；兼及二主角終生醫療生命史，台灣人權鬥士彭明敏長崎遇炸，由陳新賜醫師截肢始末，有不少歷史光影照片，呼應他們從自己的心靈創傷，解放出來瞬間，互文的用法非常自由、豐富，在技法上有特殊設計。

　　這是第一部台灣人在日本原爆餘生的記事與抒情之作。巨大人類共同災難，時間上稍稍遠去，可是惡夢可能再臨，去年日本東北311核災迄今，僅福島電廠放射性排出量，推定高達77萬兆貝克，福島1到3號爐心均熔毀，而日政府卻束手無措，以日本高效率都如此，誠令人不寒而慄，非核家園絕不是政治議題，國人應嚴肅面對啊！這本書是作者給世人的一份「後設禮物」。

　　這本書除了保持前數作那種：敘事嚴密、舉證翔實，筆端沾滿情感引人入勝之外，有些新的「發展」。

　　一、故意打破線性的平鋪直敘，將情節交錯進行，呈現立體感。可是一般習慣於報導文學的讀者，可能會頓感數箭仰面撲來招架不住。這當然是讀者的考驗。

　　二、作者走入「歷史時空中」，發表議論，甚至帶動氣氛，這是很奇特的手法。可能是情不自禁，為

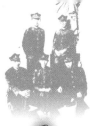

臨即點發聲，效果待估。無論如何，算是「李展平風格」之一。「別格」指特別的風格，日語詞。

三、由於上述一、二點的信息，作者似有意經由「報導文學」而逐漸蛻變爲小說書寫的傾向，呈現小說注重的氛圍、溫度、情緒。這是歷史、事實；虛構、眞實兩組概念與手藝的併貼。作者動機與構想外人不宜猜測。不過兩者有其共同點，而這個共同點，作者李展平已然成竹在抱：那就是：用心用功，又再用心再用功；面對歷史、人間、文字、作品，要絕對誠實無僞。管他報導文學、虛構小說，本質上都是一樣的。

展平才華高又勤奮過人，這個平凡道理應知之甚詳矣。祇是老人沿習，多嘴而已，姑爲序語。

2012年3月30日　玉泉居

【推薦序】
尋索歷史與肉體的剝離

前任中山醫大校長 / 醫學系教授　陳家玉

　　我也是留日醫學博士，對於1945年8月9日長崎原爆，始終有揮之不去陰影。每次到長崎旅遊或學術會議，都想去參觀原爆紀念館，一來見證上世紀神秘毀滅性武器，二來曾聽家父陳新賜描述：「原爆時，他和同學王文其、楊瑤麟皆在長崎醫大校園附近……巨大發光火球自鄰近『浦上教堂』墜落，父親原配及一兒一女，仰臥地上毫無生命氣息……。」這一條歷史深深傷痕，隨時空已稍稍轉移，不過至今家父猶有沉重哀傷，害怕再碰觸廣島、長崎地獄般的模型、臨界點照片，我也害怕再看那驚慌、殘酷、地獄般的畫面，幾次想前往感受一下，一直沒能成行。

　　於2011年10月閱讀美作家查理・斐列格里諾所著《廣島末班列車》，以報導文學方式收集許多廣島、長崎口述歷史，充滿陰森、鬼魅場景描述，終於明白父親為何與原爆，保持歷史距離。半年多前，台灣文獻館編纂暨國內重要報導文學作家李展平，跑到中山醫大校長室找我，揭示：「希望以台灣觀點再現令尊及其同學王文其原爆歷

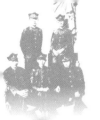

險，自生命史重溫台籍醫生養成教育。唯文獻史料提供是艱困工作，最大的煩惱是真相的模糊與消褪，尋訪尚存的耆老是無法避免的，請校長多支持，希望將二位老醫師的生平事跡傳記成書。」

由於先前看過李先生作品如《烽火歲月——台灣人的戰時經驗》、《前進婆羅洲——台籍戰俘監視員》、《戰火紋身的監視員》等書，近十年的太平洋戰爭調查，足跡橫跨日本宮崎、婆羅洲、台灣全島，他在現代主義、後現代及結構主義盛行文學風下，堅持走自己的路，搶救了我們必須保存的日據戰爭史，想刻意遺忘也不是件容易的事。果然，《前進婆羅洲》及《戰火紋身的監視員》兩本史詩型報導文學，連獲行政院國家優良出版品評選佳作，備受文化界肯定，殊屬不易。我答應全力配合。

經過半年多時光，研判檔案、比對老照片，多少青春、蒼老容顏交互觀察，屢有「塵緣如夢」之感。李展平完成《長崎原爆——台灣醫生陳新賜・王文其歷險記》，書中將醫師身世背景、原爆當下苦難、醫療生涯，見證台灣早期醫療史。作者慣用意識流自述法和詩化的抒情基調，展演跨越時代悲歡歲月；童年的故鄉情懷，增加人文光影，在兩位醫師回憶中，他們受到的折磨、無助，應比任何虛擬歷史真實。冷峻的歷史角色，經作者簡樸寫實、寬闊的敘述場域，使題材和敘述有極高契合，讓新世代讀者看到留日醫生辛酸背景，也給已逝世紀保住珍貴文獻；作者擅寫動作和聲音，包括內在感情律動，他不濫用渲

染，簡單幾筆，便把人移植到特定時空裡去，呈現在壓縮空間中被遺忘的一群。在大時代的流離中，許多影像都是空白、模糊、無法命名的，尤其是原爆倖存者，許多人選擇沉默，或選擇遺忘，父親陳新賜曾說：有些廣島、長崎於原爆出生被稱「原爆女孩」，於婚嫁受到很大歧視、排斥。家父也在我請求下，才應允接受訪問。

記得，2008年10月報紙報導彭明敏教授至美濃老家，感謝家父（陳新賜醫師）當年救命之恩，這段歷史本書有細膩敘述：從彭明敏搭渡輪投靠大哥彭明哲，長崎遇襲、懸垂欲斷手臂，昏倒於地，幸虧外科主任古屋野教授及日名東岡新賜即時輸血截肢，始救回一命，而東岡即陳新賜。對於世紀重逢，老醫師引述恩師永井隆的期盼：

核子戰爭在長崎結束。長崎是句點。和平始自長崎。

對照去年日東北311複式災難，整個福島、岩手縣因核電廠鎔爐延燒，至今已令日本束手無措，作者貫穿核災「後續效應」，並引述作家大江健三郎的《沖繩札記》，嚴肅探討日本作為第一個原爆國家，竟然允許美國在沖繩佈下天羅地網核子動力潛艇，造成沖繩原住民無法擺脫核害原罪，不少農作物、水生物均遭核污染，無法食用。另，於二戰期間，父親與長崎醫科大學同期生王文其醫師，於長崎原子彈爆炸時的經歷，我認為兩位老醫師均為

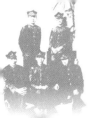

平凡中的偉人，一生以慈悲爲懷，默默行醫，造福鄉里，悲愴中自有他們智慧與尊嚴。兩人平日生活淡泊，至今分別99歲、95歲宛如華陀再世。

我父，平日在老家守著祖堂，一生並不平順，但淡泊明志，生活簡實不浮華。家父與祖父均爲內兒科醫師，且熱愛文學詩詞。老家重建時家父於祖堂前左側柱子題上「日月恆輝添得文光千古照」，祖父隨即在右側柱子題上「河山相映朝來瑞色四時春」，父子二人喜於文學暗中較勁。至今美濃有許多門樓、寺廟都留下家父所寫的對聯，一時傳爲佳話。家父平日鼓勵我仁德行醫，在我考取醫師執照時做了一首詩：「三代行醫願已酬，更多家慶尚期求，承先啓後汝須記，仁德爲懷志莫休。」

我永遠記得第一次出國（25年前），即是赴日本大學醫學部留學，家父陪我至日本東京租房子，幾日後我要去醫院，他將返回台灣，父子二人在日本大學病院巴士站分別。他沒說什麼，只留下至羽田機場的錢，而把剩下的錢都給了我。我也記得大學求學期間，在外食宿而得A型肝炎，父親至台中住處照顧我，父子二人同住狹小的斗室，一邊喝茶一邊吃美濃粄條，安撫我對家鄉思念。往事一幕一幕，我深深覺得家父生活樸實，熱愛鄉人、家人。希望此書出版可將兩位老醫師仁德濟世的典範傳承給年輕人，爲這個社會注入一股清流、暖流！

2012年3月15日

【作者序】
從原爆餘生到非核家園
──為台灣祈福

李展平

　　自從決定以「台灣」觀點，口述訪談台灣醫師陳新賜、王文其1945年8月9日原爆，置身於長崎醫大的慘痛經驗，我開始閱讀相關文學、文獻史料。很不幸的，去年3月11日，發生日本東北大地震、海嘯、福島核災，一連串複式災難，不僅瞬間毀棄家園，人畜隨海滾動；逃過海難的居民，卻困陷於無所不在的核電廠輻射污染，似乎苦難永無盡頭。

　　日本於二戰首遭原爆空襲，廣島、長崎幾成廢墟，死難及重創之生命現象，慘不忍睹，照說是最有核爆經驗的「苦主」，最有理由遠離核電廠之「非核」國家。然而對1945年的原爆麻木、漸凍的結果，政府又在東北建構系列核電廠，追求不健康的政經效益，如日籍作家新井一二三，於聯合報民意論壇指出：「中央政府給偏僻福島帶來產業，但最後污染的環境及名聲，也永遠奪去福島人的家鄉。」女作家的人道情懷，直接命中福島人的文化鄉

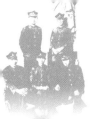

愁。一種對土地靠站的失落，海灣的松樹已遠，香格里拉的溫泉鄉、琉璃瓦閣樓，多數摧毀；倖存下來者，須面對福島核災，迫使全民進入輻射污染的氛圍。兩百萬北關東居民生活在高濃度輻射下，污染食品在日本全國流通，當下有數百萬人身家財產歸零，未來會有百萬人將陸續致癌死亡……如此的災變效應，並不遜於二戰兩顆原子彈爆炸啊！

台灣醫生陳新賜今年99歲，王文其95歲，他們均畢業於長崎大學醫學系，由於老天要他們為時代見證，故歷經生命磨難，終能逃脫苦厄險境，至今猶松柏長青，身體安康。筆者以本書進入兩位醫生的生命史探勘、回溯、觀照，如少年故鄉，求學生涯，原爆劫難，陳醫師妻小死於現場；而王醫師身受重傷，幸虧及時搶救，鬼門關走一趟。由於廣島、長崎原爆距今已67年，人們皆呈無感狀態。據長崎醫大永井隆教授回顧：「那些原爆倖存者，通常對其他人極度痛苦中的哭喊、求救置之不理，即使病患和同事在他們之間尖叫，也會遠離火焰。」他說：「我們每個人內心深處皆有，難以治癒和無法癒合的傷口，當我們獨處時，我們沉思著那些傷口。」

筆者多次進行田野調查，冷峻的歷史問題，總是讓老醫師淚光閃閃，重新撕裂癒合的創傷，明知那裡血淋淋一片；唯老醫師堅強、勇敢的告訴我：「日本和台灣應該記取核害的恆久性傷害，建築物可以重建，原爆點可以送花圈或豎立雕像掩飾太平，但原爆的精神殘骸會如魔鬼，在

暗處飛舞、潛藏，綿延好幾代，可怕啊！」

　　本書為忠實呈現原爆氛圍，及日據台灣醫生留日經驗，兩位可敬的前輩皆翻出他們的「壓箱寶」，如陳新賜醫師的全家福，唯一的合照，妻林招金、女兒陳秋香、兒子陳崑玉他們都死於原爆現場，至今陳醫師仍不忍凝視。老照片裡還有其父親陳保貴醫師玉照、於明治41年從台灣總督府醫校卒業的證書……等珍貴史料猶完好如初。另王文其於1938年搭大和丸輪船赴日照片、大二解剖學的大體屍身、昭和17年居家的瓦斯費收據、軍訓的騎馬英姿，及一張「浦上天主堂」同窗合影（按：長崎原爆即墜落浦上天主堂）……。這許多充滿歷史光影的寫真，讓筆者很快跨入特定時空裡，與前輩一同呼吸時代的苦難，留學生他鄉奮鬥辛酸。筆者很感謝他們對個人資料保存完整，使不同世代的脈絡得以交契、銜接。深信：庶民的記憶往往較真實呈現歷史記憶，藉以抵抗國家機器運作下，壓抑和強迫性遺忘。何況口述歷史是歷史領域裡，少數著重庶民觀點，並試圖呈現其聲音的場域。

　　據日籍律師向山知等人調查表示：「台灣原爆受害者共18名，包括廣島、長崎，而長崎醫大有3人。」目前這兩位醫師擁有長崎市政府核發的健康手帳（按：手冊），唯王文其醫師儘管持有「手帳」，未符體檢資格，並無支給慰助金，讓王醫師憤憤不平。由於台灣人皆無原爆受害感驗，藉由兩位老醫師現身說法，讓國人瞭解：非核家園已非政治議題，小小台灣擁有4座核電廠，萬一天災地變

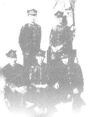

出狀況，台灣人如何逃遁於島國？如劉黎兒呼籲：「被核電業者視爲『天災』的福島核災，其實更是『人禍』，帶來了相當於168.5顆廣島原爆的輻射殺傷力，後患無窮。」

現今，日本將沖繩作爲美軍核子戰略基地，大江健三郎以《沖繩札記》，揭發日本政府「國內殖民地」沖繩之核污染，嘉手納基地的相關人員說：「受核武器儲藏庫影響，如果引發大爆炸，沖繩將化爲烏有。」不管是沖繩或福島及北關東居民，皆屬偏遠、貧窮之鄉，東京或外國旅客到東北觀光，都去仙台、盛岡、青森，路經福島，絕少赴當地旅遊，連日本人也頗陌生。他山之石可以攻錯，回顧我們將核廢料儲藏蘭嶼，儘管達悟族群起反抗，但聲音太小，政治影響力低迷，也是另一種「境內殖民地」，它跟沖繩皆是政府的「棄子」，難怪反核的藝文界馮光遠等人表示：將票選百位建核有功人員，並保證核災時他們永留台灣。根據大江記錄：1968年調查，沖繩精神病患約有23,140人，比本土高出2.5倍。而蘭嶼衛生所調查：達悟人精神疾病亦倍數成長，他們很多無正常醫療，形同琉球處境。我們豈可視而不見？

最後本書能順利出版，除感謝晨星出版公司徐惠雅小姐及工作群全力投入，更感謝文學大師李喬推薦，洪瑞豐幾次與我同行田調，還有草屯社大學生傅美芬的校對、繕打部分文稿，使本書順利誕生。

CONTENTS 目錄

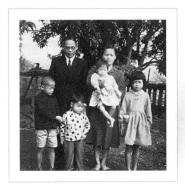

卷一

長崎・心碎————
陳新賜醫師原爆之痛

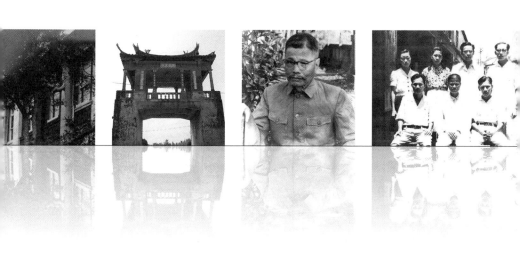

　　浦上天主堂傳來「噹～噹～噹～」的鐘聲，
一種熟悉溫婉的聲音，宏亮的穿越苦難，點燃希望。
　　　　　　　已經幾天未聞和平鐘聲了，
　　　　讓陳新賜傷心思緒，頓時減輕不少；
　　　　讓陷入幽谷的生命，獲得提昇的希望，
那遙遠又在眼前的希望之鐘，猝然敲響燒焚的大地。

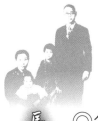

◎父親陳保貴於貧困家庭底奮鬥

在職責與詩文中擺渡

> 風淒葉落訝秋臨，久逝經年未有音；
> 撰述生前多痛楚，幾回停筆淚沾襟。

這是一首兒子秉讀父親詩稿後的感懷。陳新賜今年已99歲了，然而老醫師思緒尚敏，每當他看到父親遺留手稿，滿架藏書都是他一生視如珍寶的漢學古籍，自承行醫40年，唯愛好詩文的濃度遠甚於醫學，猶如蘇俄文豪契訶夫所言：「醫學是元配，文學是妾。」一樣，生命在職責與情性詩文中擺渡，而兩者是從人間通往桃花源之橋，也是從現實引渡到虛幻之橋；人世種種的悲歡聚散，原來只是擦身而過，卻道盡人世的無常、物事人非。眼前父親的遺物如扉面、牒譜、書帖、屏風及對本島與日本之四季景色的遊賞歌詠，無不細膩描述，令人賞心悅目。

由於與契訶夫出身背景類同，陳新賜之父陳保貴出身在美濃貧窮農家，據陳新賜醫師說：祖母生過13個孩子，因為家貧缺乏營養，衛生醫療差，所以大多夭折，僅存活二女一男，父親是最後一胎，也是唯一的男丁。祖母因多

次懷胎，身體過虛，加上產後坐月子也有名無實，導致身心極度耗損；其父陳保貴在出生後，因得不到充份的母奶，母親則利用上山砍柴的機會，到田野捉青蛙（大多數是澤蛙），體型較小，有黃皮、青澤色、金銀色系交叉，稻田裡很多，殺起來費時費力，卻無更好選擇。煮湯或炒九層塔，當作兒子營養補給。幼年的陳保貴身體發育不如其他小孩好，5歲又感染天花，然癒後未留下一點瘡疤，這倒是一椿奇蹟，算不幸中的大幸。

父親的貧苦幼年

當年台灣社會仍十分封閉，鄉下迷信又蒙昧，例如：算命仙仔說陳保貴命帶弓箭，與父母不能共同生活，必須讓給別人收養才能趨吉避禍。這種看命嘴，胡蕊蕊，在舊社會不但拆散不少好姻緣，同時拆散骨肉親情，在筆者〈鳥鳴深院──台灣查某幹仔的故事〉裡，曾敘述：父母僅因算命說女兒「命帶剪刀柄，會剋死家人」，便輕易的將女兒送人當童養媳或賣人當婢女，看命的一句話，決定很多人終生命運，實在可怕，也很愚蠢，可是以古觀今仍有不少人甘願受其擺佈，豈不怪哉？基於獨子原因，再怎麼說也不能輕易送人呢，只好退求其次，到處問神問卜，祈求消災解厄（為了看命一番話，全家坐立不安，痛苦不堪）。

傳說在美濃鎮內廣興里，有處羌子寮山谷，矗立一座

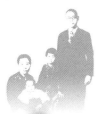

岩石，外表長著青苔與羊齒蕨，感覺頗為蒼老，荒涼，卻傳言很靈驗，凡家有體弱多病、不易照養小孩，一經參拜許願，便能一路順暢、平安、健康、勇健。於是父母帶著陳保貴及姊姊，一同去羌子寮燒香祈福。這一趟並不平安，據陳新賜醫生道：山區的岩石並沒有顯著標幟，走過頭也不知道，一直深入山谷叢林，直到薄暮低垂，始發覺事態不妙，迷路了；趕快從原路，迴轉。沿途細心尋找，才勉強認出該石壁，現場留下許多焚香金紙。作完虔誠祭拜儀式後，並祭拜山川鬼神，才離開現場。剛回到家，莊內即傳來，不久前生蕃殺死一個婦女。（按：日據初始，台灣各地漢、番交界，經常有獵首、出草惡習。清領開山撫蕃，至日據沿襲開山撫蕃政策，儘管劃出隘勇線、土牛溝，隔絕漢、蕃活動場域，派壯丁駐紮，仍然相互仇殺，悲劇不斷。）

陳保貴的父親嘆了口氣：「好在一家人沒送命，假如我們停留山谷，準難逃殺身之害。」陳新賜醫生回想起往事，深感：「這是家父的鴻福，也是陳家的機運。」筆者也曾發現：清代自林杞埔經鹿谷鳳凰段，八通關古道遺跡『萬年亨衢』，摩崖岩雕也留下一堆金紙香火，據說：是一種神祕宗教團體祭拜，證明：人類的迷信是沒有古今之分的。

祖父的嚴教，祖母的慈護

陳保貴9歲便入私塾讀書，次年（1895）台灣割讓給日本，然而卻不改其志，唸漢書4年，前後共5年。5年間曾換過四個私塾，各個漢學仙都異口同聲稱讚：「陳保貴天賦很高，對唐詩宋詞悟性敏銳，是天生的詩人。」他們不但不因他是貧家子弟而厭棄，反而特別照顧，最終一年尤蒙老師的抬愛，獲得免費上課並代為旁聽講解的殊榮。有一次，陳保貴向父親討錢買紙，父親不肯，母親便教他從每日賣瓜得來的錢，抽出一些存起來，以備平時買紙筆之需。不幸這個私下的決定給父親知道，一怒之下，便命令母子兩人夜間到瓜田去看守，由於瓜園距村落頗遠，處於小溝旁、陰濕，荒野得令人懼怕，是傳說中鬼魂出現之地。在此之前，一直是父親一個人擔任看守的；母子眼看四野寂靜，山溝裡升起一點一點螢光，就只是螢光，但因傳說是「鬼火」，使人頭皮一直漲起來，母子雙手交握，手心不斷地冒冷汗，真是活見鬼；一方面也頓悟：原來瓜田不納履，李下不整冠，就擔心被當偷採的嫌犯，種瓜人的收成不易啊！

話說回來，當母親聽到父親要處罰他們看守瓜園時，對兒子說：「保貴，今晚你拿本《大學》，並拿一支紅筆來，我們母子倆一起看守瓜園，你放聲讀大學可以壯膽，你用紅朱筆一點又可驅邪避煞。」於是在夜深人靜時，保貴大聲唸大學。父親也怒氣消散，不使孩子受苦，遂偷偷

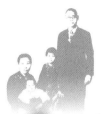
來瓜園察看，「果然母子倆守在瓜園，抖縮抱在一起」，看得父親心裡很酸，連說：「你們母子回家吧！」

此後，幼年的保貴撿別人丟棄的廢紙釘起來當簿子，又拾他人丟棄在垃圾桶的舊毛筆修護，然後借同學的書來抄寫。由於修得精巧，不費一文錢，許多同學慕名前來請教，如何化腐朽為神奇。保貴告訴他們：「我是無奈何才選擇廢物再用，你們有錢人何必如此？」

日後始知：固執而氣躁的父親，竟為區區小事逼使妻兒（獨生子）去荒郊野外受罪，真是不近人情，一般人會覺得父親如此；殊不知他是道地忠厚而講義氣的人，據陳新賜醫生的觀察：祖父教養子女的原則是「*疼愛其骨，不愛其皮。*」他曾說：一般人當他只有一枚針時，總愛惜它也不敢使用，我就不同，因愛惜它之故，所以儘量運用它，不過要謹慎地使其做成有用之器。

祖父住在一個極惡劣的環境裡，恐父親年少學壞，從小就不准他與壞孩子為伍，經常予竹鞭侍候；另方面祖母則不同，每次祖父要打父親時，祖母即穿插其中阻擋，還說：「我給你打呀！」某日，祖父趁著祖母洗澡之際，自以為是下手好機會，心想：「這下子任你怎樣也無法阻擋了。」那曉得這時祖母會從浴室跳出來。人家都說祖母沒著褲子走出來，這是旁人加油添醋，其實祖母剛穿好下褲未及著上衣，一聽到陳保貴的尖叫聲，連忙把上衣覆身跑出來的。

筆者想起來屠格涅夫的小說《母愛》描述：當低空盤

旋老鷹撲向小雞，於母雞眼裡，龐然巨獸也，但爲了小雞安全，一馬當先的衝出來，保護小雞，只能歸結母愛的動力驅使吧。陳保貴醫師父親當然不是老鷹，但嚴格的管教方式，頗令做母親早有戒心；也許外人會覺得，母親嬌寵孩子有些過甚了，唯這僅是外人觀點，不夠深入。試想，從年輕生養子女到中年，竟因物質匱乏，醫療欠缺，13名子女，存活下來僅3人，天天跟死神搶孩子（13個僅搶到3個），基於母性觀點，她呵護骨肉之急切，甚至於聞其哭叫聲而心疼，並瞬間排除兒子皮肉之痛，這是可以諒解的，不是嗎？猶記蘇東坡與妻子朝雲生子三天後，祈求：「人皆養子望聰明，我被聰明誤一生。唯願孩兒愚且魯，無災無難到公卿。」文出《洗兒戲作》。東坡一生才氣縱橫，高知名度導致宦途坎坷，一路從湖北黃州、惠州、嶺南，一貶再貶，自嘲被聰明誤一生；故在陳保貴母親心中，兒子是否成大器、光耀門楣，那是男人的事，她才不熱衷，她在乎兒子能愉快成長，不能有太多皮肉之痛倒是事實，也是母親的眞情告白。

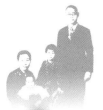

◎父親投考台北醫學校轉折路

被祖父反對的淚水求學路

14歲時，陳保貴就讀美濃公學校，這是第一期招生。當時校長是日本人今井先生，老師也是日人菅虎吉先生，兩位對學生保貴皆視如己出；當時的學制如成績特別優異，可以跳級，故他可提前修完4年課程。校長說：「做醫生將來前途似錦，你老人家一輩子窮苦，假如兒子讀醫校，將來一定享清福呀！」可是父親怕校長帶兒子去當兵或當養子，一直反對到底。

後來他高分考取台北醫學校，父親仍是反對派，臨別留下狠話：「你已決定要去台北讀書，那你畢業回鄉在旗山買兩隻「金罐」歸來好了！」（注：金罐是裝骸骨瓦器）如此不被祝福，還帶著威脅的口吻，讓這名美濃資優生很不安，幾夜輾轉反側，無法安睡。

保貴北上人地生疏，閩南語又不通，加上清領、日據幾次嚴重閩、客械鬥，造成族群間不小戒心，彼此心照不宣。生活極端閉塞，想到父親的一路反對，只好咬著牙根，吞著淚水求學。也因為得不到路費，前一、二年的暑

假都沒回家，真是另一種「苦行僧」。

　　也許美濃距台北不算太遠，但在交通不便的明治38年間（1905），彷如杜甫「人生不相見，動如參與商，今夕復何夕，共此燈燭光……明日隔山岳、世事兩茫茫。」陳保貴與家人長久的別離，有如天涯星散，想起昔日共享一室溫暖聚會，燈燭映照臉容，全家唱客家小調；如今隔著山岳，河川，感覺家園竟如此遙遠。

　　據陳新賜醫生回憶：父親從台北醫學校畢業，由於缺乏盤纏，自旗山徒步回美濃，到家已日暮，村戶都點了煤油燈，拋出幽微燈光。如此艱苦讀書環境，與其眾多醫學校同學，皆士紳子弟出身是無法比擬的。

扭轉祖父偏見

　　歸鄉3天後，陳保貴即赴甲仙樟腦拓殖公司附設醫院

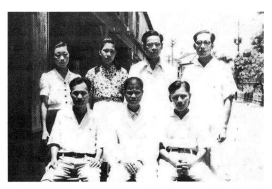

■陳保貴醫師（前排中坐者）與兒子陳新賜、新炳、新義、新連等四位醫師及姊妹。

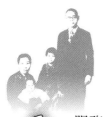

服務，據陳新賜醫生說：家父薪水每月有40元，比起國小教師月薪12元，鄉鎮公所書記8元來說，簡直是高所得，公司還供給房子。

當時醫生頗受人尊敬，加上當地瘧疾猖獗，治好很多患者，獲得更多的稱讚。可惜1年後，由於祖父看到病死的人被火葬的過程，覺得自己老邁，深恐往生後被烈火燒灼的痛苦，燒成一堆骨，便命令家父辭職返回美濃開業；正好當年美濃沒有西醫，其日籍校長菅先生（公學校時曾教過他）非常看重他，老早就希望父親返鄉開業，造福鄉人。

後來調任南投的今井校長，聞悉父親的發展，特地到美濃致意，吃飯時看祖父飲酒，一臉自我陶醉的姿態，故意虧他：「老人家，以前我叫保貴考醫校你反對，現在還好嗎？」祖父馬上站起來抱拳道：「很好，很好，感謝校長明智引導。」原來今井校長是特意向祖父說這些話，證明祖父當初是有偏見的。

對日本老師的昭和情懷

日據時，這種日本老師的美好身影，不止出現於今井校長對陳保貴的關愛，筆者讀到作家陳柔縉〈日本先生的美好身影〉：醫學博士楊孔昭在台南二中時，他愛畫畫，中村老師送他「外面買不到的畫圖用品」鼓勵他，可惜老師早逝，但眼睛閉起來，仍會浮現其慈祥的身影。文壇大老葉石濤老師安藤，免費幫學生補習，過年，母親送一盒

香腸。安藤肅著臉說：「幫你們補習，是我應該做的事，請你把香腸帶回去。」葉老師回憶此事，用「偉大」形容日本先生（老師）。

想想，日本據台，從高壓統治到懷柔政策，台灣人抗暴不斷，日本總督府亦強力鎮壓——殺光、燒光、搶光，如西來庵事件、鐵國山事件、羅福興事件、霧社事件等。但日本「先生」基於職業道德，較無歧視性對待台灣學生，故老一輩的台灣人，都保有一份對日本老師的懷念，有人稱之為：昭和情懷。

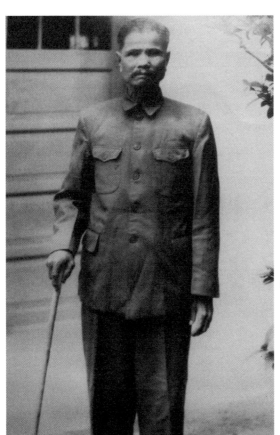

■ 總督府醫學校畢業的陳保貴醫師，喜愛中山裝，攝於美濃保安街醫生館前。

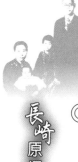

◎醫學與詩歌展風簷

浸淫古典文學，創立美濃詩社

　　陳新賜之父陳保貴畢業於明治41年（1908）4月15日，台灣總督府醫學校，證書上註記：解剖學、生理學、病理學、藥物學、內科學、外科學、眼科學、產婦人科學、衛生學，以及各學科的指導教授，統統登錄其上，以示負責。

　　陳保貴的後期學弟賴和，於明治42年（1909）5月，進入醫學校第13期，連預科在內，共讀5年，於大正3年（1914）畢業，與陳保貴前後差了5年。賴和是懸壺濟世的良醫，民間甚至以「彰化媽祖」稱之；據黃得時說：當時醫學校的學生，有不少人在入學前，對於中國古典文學有深厚修養，會作古典詩詞的人甚多。一旦入學之後，意氣相投，以吟詠交往。在社會上成為有名詩人，如林清月、李騰獄、楊笑儂等[1]。

　　出身台北醫學校的陳保貴，除醫科本業外，長期浸淫

1　賴和紀念館編，《賴和研究資料彙編》上，彰化，1994年6月，頁239～240。

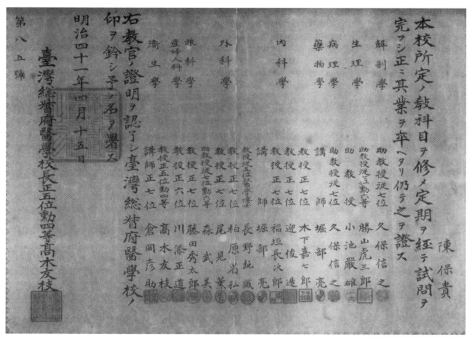

■ 明治41年（1908）4月15日，陳保貴領取台灣總督府醫學校畢業證書。

古典文學，並創立美濃詩社，鼓勵鄉民吟詩。詩作〈大武曉望〉是昭和12年（1937）他參加鯤南7縣市聯吟大會第一名作品，抄錄如下：「乾坤幸得廣無邊，屹立東南翠接天；籠霧開時輝曉日，流霞罩處掛筆籤，千重嶺岫皆稽首，一帶峰巒敦比肩，最愛嶂屏憑遠眺，晴光麗色極鮮妍。」以上詩作寫景詠物，別有洞天，色彩鋪排濃淡皆宜，胸有深谿山水，富麗繁彩，除視野遼闊，氣象萬千，予人明月如霜、好風如水，清景無限的柔情。沒有台灣舊體詩，酬酢、迂腐的擊缽吟氣息，真是珍品。

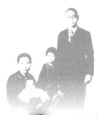
美友吟社的青年社長

　　小時候於美濃鄉下，陳保貴醫生常著中山裝，一絲不苟的，以低柔聲音，好像唱山歌似的吟詠詩句。陳新賜醫生記得：年少時常看到許多老人家，有白髮，有長鬚拂面，也有比父親大幾十歲的文人墨客，聚在我家廳堂吟詩作對，一時墨香、茶香撲鼻，好個附和風雅畫面。他們組織的詩社，名爲「美友吟社」；陳保貴被推爲社長，以如此年輕被賦予這種頭銜，實在難能可貴；後來詩友一個個老去，詩社便解散了。

　　隨著古典詩的沒落，發表空間的極速萎縮，頗有斷雁西風的蒼涼。雖然面臨詩社逐一崩散的年代，現代文學迅速發展，唯生長於好山好水，刻苦耐勞的美濃客家原鄉，仍堅持以古典詩詞做爲「傳家之寶」。保貴醫師生前常跟兒子新賜說：他仰慕李白、杜甫，並以儒士自期，摩其詩藝，創作

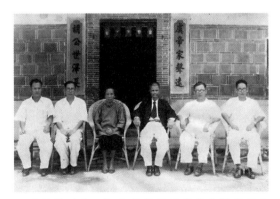

■ 陳新賜（右一）與父母及兄弟於美濃老家合影，大約民國36年（1947）。

反映社會風情，揭示民間疾苦，以傳統詩教化子女。

保貴醫師的四季情懷

　　首先讓我們摘錄保貴醫師的四季情懷，雖不脫季節的流轉、傷逝，唯詩風剛健奔放、節奏明快，頗有搖曳生姿的韻律感。如：「西風搖落老梧桐，雁陣南飛點碧空。宋玉悲秋無限感，陶潛對菊有深衷。蹉跎歲月如流水，落拓人間似斷蓬。最是朱顏留不住，誰能歲歲比丹楓。」

　　詩中描寫梧桐葉落，雁群南飛，宋玉吹蕭悲秋，陶潛愛菊，朱顏已改，丹楓緋紅，猶如人會蒼老，誰能留住青春歲月？這首詩對秋天的感懷，沿用梧桐夜雨、雁陣南飛、宋玉悲秋、陶潛愛菊、南唐李後主「只是朱顏改，問君能有幾多愁，恰似一江春水向東流。」及人間似飄萍，落地逐風轉，會融唐詩宋詞於一爐，有濃厚的文化鄉愁，繫流光於千古一瞬間。

　　再讀他的〈秋夜有感〉：「年來心事最傷形，且嘉椿萱比鶴齡。慣看昇天如旭日，那堪入夜見流螢。忽驚桂院金風冷，便識梧庭玉露零。蕉葉有心還怕展，沉吟時對一燈青。」

　　詩人自承沉重的心事神傷，企盼柔弱如萱草（金針花葉）的身影，能如松鶴延年（長壽），如楊慎於《二十一史彈詞》吟唱：白髮漁樵江渚上，慣看秋月春風。那堪入夜見流螢，想到柳永的〈雨霖鈴〉：那更堪，冷落清秋

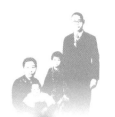
節……。忽驚桂院金風冷，類似秦觀〈鵲橋仙〉詩句：金
風玉露一相逢，便勝卻人間無數。也可聯想蘇軾〈卜算
子〉中的：缺月掛疏桐，漏斷人初靜……，驚起卻回頭，
有恨無人省……。被流放黃州的蘇東坡，流浪的途程，看
盡宦途的虛妄，遊走心靈陷於不安之中，彷如寂寞沙洲
冷，一切歸於命運。蕉葉有心還怕展，是否自問：身處殖
民統治下，漢詩已因皇民化而遭壓抑、沒落，有志難伸？
孤獨園中，作者於半醒半寐的矇矓中，獨對一盞青燈，像

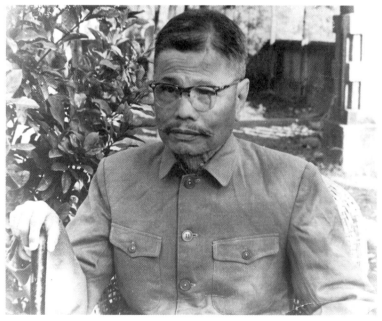

■ 人稱老仙仔的陳保貴醫師，自總督府醫學校畢業明治41年（1908），
　終年穿著中山裝看診，難忘對祖國情感之源流，如同他一生吟哦的唐
　詩宋詞，有濃厚的古中國，江湖夜雨十年燈之情懷。乍看下似30年代
　知識分子之風範。

《源氏物語》描寫的光源氏，前四十帖寫他一生的耽溺，唯美又虛幻，不染人間風塵。

陳保貴醫生的詩，有客家人的內斂與堅持，有情緒起伏、頓挫、轉折，說難不難，說易也不是那麼淺暢，因為自律甚嚴，看不出他們同時代的詩界氣息──浪漫、浮豔，都是能用一種「溫柔敦厚」蘊含著生命中最真實的如實觀照領悟，易言之，成功的滋味難嚐，而失敗的挫折感卻隨時可遇。

醫生詩人美濃行吟

其餘如懷友、季節感懷、風土覽勝、婚喪喜慶之頌詩不下百首，依體裁分列以律詩佔多數，七律、五律超過50首。吾人觀其鍊句技巧與對仗運用，頗為靈巧，兼具文學與史料價值；如頗為豪邁的〈民族魂〉：「護國男兒願，杜陵故感時。炎黃遺胄遠，武穆再生遲。同族相憐愛，逢凶共轉移。一心旋一德，群策太平基。」陳保貴醫師雖受日本教育，畢業台北醫學校，唯心繫祖國，散落正統黃帝邊陲，祈求族群相疼惜，抵禦外侮，逢凶化吉，共同維護太平盛世基業。

陳醫師除了雅愛吟詩作對，更熱心客家祠堂之參與，舉凡堂號文化、堂聯對仗，皆顯示客家人慎終追遠，獨特族群感情。他對美濃風土有不少行吟：如〈田家樂〉：「田家煩惱少，天籟自聞多；蛙鼓昏敲亂，蟬歌晝唱紛；

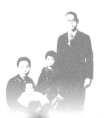

稼時翻綠浪，…爭樓集鳥群。」生動寫活農村蛙鳴、蟬叫奏鳴曲。另一首〈中正湖行〉：「散策沿隄上，風吹篩樹影；浪起皺羅紋，鷺聚湖邊竹；魚穿水裡雲，漁樵歌唱罷，歸客逐斜曛。」好一句鷺聚湖邊竹，宛如一幅水墨畫面，於落日餘暉，刺竹葉翠翠然，見竹枝上白鷺翩翩起舞（鼓起如風帆的羽翼），便滿紙風情翠色照人啊；而魚穿水裡雲，更是神來之筆，將水的鏡面，穿插魚的游動，呈現山水之美，詩詞之靈動，光影交互，予人「觀山則情滿於山，觀水則情溢於水」的清水回波之美，與「僧敲月下門」，同樣具高妙意境。這是醫生詩人對鄉土的關照，屢屢出現詩文中。

　　陳保貴也熱心公務，如：擔任國小校醫、美濃庄協議員高雄州州稽調查委員、台灣公醫、各大人壽保險公司囑

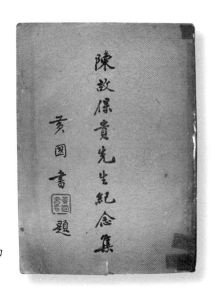

■ 這是陳保貴醫師紀念詩集，由
當時考試院長黃國書題。

託醫師、信用組合理監事等。但生性硬直不擅社交，難免被人誤解或排斥，然他未因此灰心喪志，以多讀聖賢書自慰，以醫學與詩歌傳承「古道照顏色，風簷展書讀」自況，這也深深影響其子陳新賜，他以99高齡，仍然致力於古典詩創作，承擔父親醫業外，更維繫漢詩命脈，舊體詩以無聲無息融入生活中，舉凡清風明月、遊歷風景山水、季節感懷或日常生活中的婚喪喜慶等，皆賦詩以資紀念，真是世事洞明皆學問，人情練達即文章。

醫生喬梓以詩文對鄉土關照

由於陳新賜醫生隱居美濃開業，關心在地文化，如著名景點東門樓的題詩：「浩氣開天地，文光耀古今」，

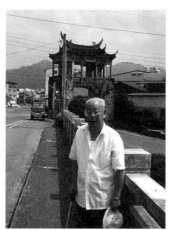
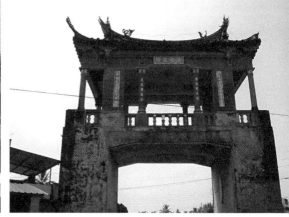

■ 陳新賜醫師於東門樓三級古蹟題詩、對聯。遠望東門樓蒼穹渺雲漢，屋簷起翹，映染著時光風霜。

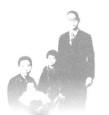
「千古樓臺歷代鄉賢留勝蹟，一新氣象各方人士振鴻猷」，及各地寺廟皆有他落款的對聯作品，使古典詩有在地色彩的特殊性。尤其八七大水災時，土角厝建造的住宅塌陷，陳新賜重新搭建三合院時，出個考題給父親，即屋前兩根龍柱，新賜在左柱上題「日月恆輝添得文光千古照」，結果其父馬上在右柱上題「河山相映朝來瑞色四時春」，父子相互較勁，在文學國度裡各顯機鋒，相互激盪，比美詩的敏感與美感，宛如白石老人題〈荷花兼蟹〉：「年年糊口久忘歸，不管人間有是非。」的詩香傳家。

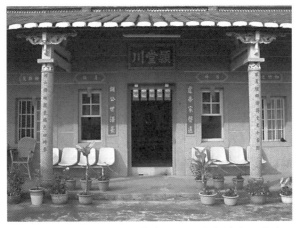

■ 穎川堂號是陳新賜醫師傳家祖厝，搖曳蕉香、花香。

　　台灣於清領、日據的各地詩人，均承襲大陸中原的餘韻，但在內容上卻以本土風俗文物為基點，開展詩的脈絡，鄉土特色，形成台灣詩風。證之於明治年間的陳保貴醫生及其子陳新賜醫生，系列詩作、對聯可能醫師家庭之故，並不務農，但對為數一千四百多座烤菸樓較少摹寫，尤其在夕陽垂照下，那掩映於椰子樹、檳榔樹葉影下，突顯農村風貌，較遺憾的是，我們自陳家父子的詩歌裡，較少發現沾染菸農汗水的農民詩句。

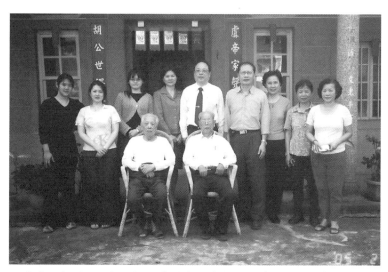

■ 民國94年（2005）2月8日農曆年，陳新賜（前坐右），與弟陳新連（前坐左）兩位醫生昆仲，各帶自己家人合影於祖厝，讓往日情懷皆在時光流轉小巷，重現身影。

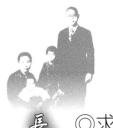

◎求學之路
—— 陳新賜醫師

因日籍同學霸凌而休學

陳醫師告訴筆者,日據美濃聚落的中庄位置,在日人徵收民地後,興建「公學校」、「庄役場」、「警察官吏派出所」、「信用組合」等,以掌握美濃的教育、行政、警政、經濟。陳醫師讀的美濃公學校,創設於明治33年(1900);大正3年(1914)分別成立吉洋公學校和龍肚公學校,大正12年設高等科。

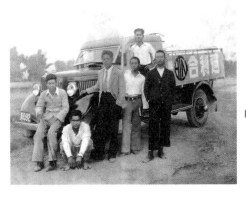

■年輕時曾開自動車(日語)的陳新賜(中),穿西裝打領帶者,自稱雖為司機,也要打扮體面,我是運轉手呀!

　　出生於大正3年（1914）的陳醫師，就讀公學校第一名畢業，並獲得旗山郡守獎賞。同時以優異成績考取州立台南二中（今台南一中），高二時屢遭日籍同學欺侮，雖多次向老師反映，但結果並無改善，反而變本加厲，讓個頭不高的陳新賜十分沮喪；後來父親見狀很生氣，親自到校處理「霸凌」問題，唯校方仍無法具結處理孩子不堪遭遇不再發生，只好辦理休學。「在家，偶而下田幫忙，或當卡車司機，裝貨及卸貨等沉重工作，賺點外快，很認命啦！」陳醫師灑脫的敘述著。

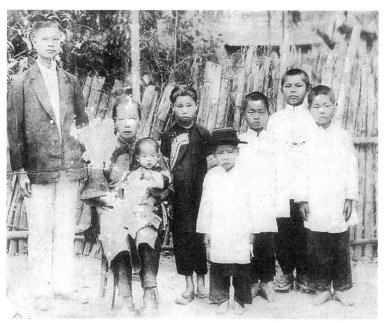

■ 左起醫師陳保貴與妻兒合照，最右者即陳新賜。時間約為明治10年（1877），超過百年檔案照片，十分稀罕。

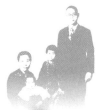
展開異國學習之旅

　　身爲台北醫學校的陳保貴醫生，眼看兒子資質優異，如任其作農耕田或從事其他勞務，無非是人才的蹧蹋；後來決定送他到九州宮崎郡「都城中學」就讀。都城中學設立於明治32年（1899），是一般中等學校（初級部），展開異國的風土之旅。畢業後，考上東京上智大學，陳新賜說：那是德國人開設的新聞專科學校，特別強調新聞寫作的技巧、音像的客觀、記者該有的人道主義。尤其對德文水準之要求嚴格，讓少年的陳新賜在語文上需加倍用功。據史料載：日本不

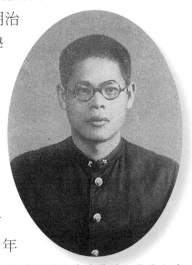

■ 陳新賜於長崎醫科大學學生時代照片。

但軍事上仿普魯士制，連學生書包也仿德國，是皮制的背包，學校制度幾乎移植德國，醫學教育亦不例外。

　　原想當記者的新賜，卻在骨子裡深受其父影響，未唸到畢業又轉念：當醫生比較好，故投考九州的熊本、長崎醫學院，結果雙雙錄取。陳新賜回憶往事：「日本戰前一流大學重視德文教育，像開診斷書及藥品大都以德文爲主，不諳德文醫學之路是走不通的。」陳新賜就讀東京上

智專校時，特別致力於德語的研究，自承有極好的德文素養，考長崎醫大時，由校長口試德文，即通過檢定許可入學。

陳新賜跟來自嘉義的同窗王文其，係同校同期生，大一、大二基礎醫學、X光判讀、解剖學大都相同，等升上大三始分科教學，王文其選婦產科，陳新賜選外科；王醫師出生於大正7年（民國7），陳醫師大正3年（民國3），兩人相差4歲，同為名師永井隆教授的門生。

妻兒伴讀的親情溫暖

就讀長崎醫大時，陳新賜已經結婚，妻兒住在美濃祖

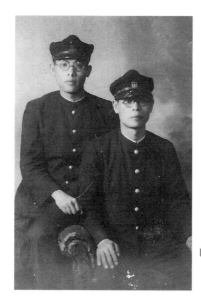

■ 陳新賜（右）與長崎醫大同學合影，攝於長崎醫大，昭和19年（1944）。

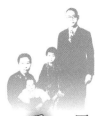

厝，由於大哥陳新炳就讀台北醫學專門學校，弟弟陳新連也留學日本大學醫學校，家裡學雜費負擔頗重，所以結婚生子的陳新賜醫生，留妻兒於美濃鄉下過活，一方面也幫忙操持家務，節約家庭開支。不像住嘉義的王文其有岳父及大哥的支援，能與妻兒海天遊蹤，形影不離，心魂相守。陳醫生表示：「在長崎醫大唸書租屋在外，一個月生活費大概是23塊日元，生活必須「自肅」（注：刻苦自勵），非到必要，寒暑假我都很少回台灣。」

眼前，99歲的老醫師，眼神炯炯的說他的求學往事，似乎每個環節都在其腦海停格，雖遙遠但清晰：「長崎醫大每屆都有4、5個台灣學生，總共有70多位吧，平常大家忙於課業，互動並不熱絡。我選擇外科，自認生性較細心，富有忍耐力，比較適合長時間的站立；印象中同學較偏好內科、婦產科。」

未及畢業，於民國34年初（1945），陳新賜醫生千里迢迢返回美濃，帶妻子林招金及女兒陳秋香，兒子陳崑玉，奔赴長崎團圓；由於住慣美濃鄉下，移居長崎時，又逢盟軍大舉轟炸，過著節衣縮食的生活，陳醫師形容：常吃大鍋菜，即剩菜、新菜混成一團，不浪費一絲飯菜。陳新賜醫師每天自校回家，第一件事即抱抱女兒秋香及兒子崑玉，在疲憊的求學生涯，加上戰爭的緊繃氣氛，親情溫暖了陳新賜的心，也是精神生活最大支柱。

據陳醫師回憶：「一雙兒女皆聰明乖巧，每見爸爸踏進家門，一聲『おとうさん』聲音細細，刻意拉長長的，

顯出女兒的撒嬌。兒子崑玉也會拿拖鞋擺在玄關口，讓父親使用，這一雙寶貝兒女讓清貧過日的爸媽，並不覺得苦，還滿心的溫馨呢。母子在租屋空地上種青菜及金橘，每天在落日餘暉下，欣賞對街無邊楓紅、櫻白枝頭搖曳，順便等著學校回家的先生，雖置身於烽火連天的長崎市，也有小市民的生活樂趣呀！」

　　由於陳醫師在台南二中求學時，曾遭到日本同學的欺壓，導致中途輟學跑到宮崎郡都城中學就讀，因此筆者特別提及：在長崎醫大念書與日本同學相處如何？陳醫師說：「日本同學大都相敬如賓，由於我選擇外科，開刀便成首要工作，必須同學相互協助。」接著陳醫師津津樂道

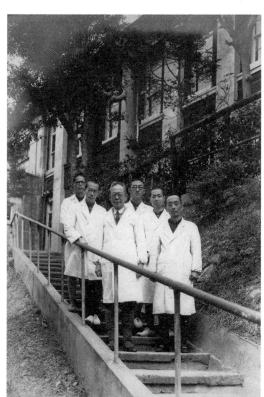

■ 照片左邊第三位即是陳新賜醫師，與老師、同學樓梯口合照，時間是昭和17年（1942）長崎校園。

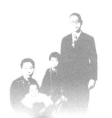

起他的臨床經驗，如腸胃手術，開了病人肚皮，接過一支霍耳鉗，很熟練地順著切口，把一根根冒血的血管夾住，流血也止住了。很順利的將皮膚、筋肉、腹膜等三層包住腸子皮肉全切開，在腹腔內全貌，清楚的暴露在醫生眼前：「……每次開刀，都是一次冒險……。」

重視臨床教育的實習生活

大三、大四於長崎附設醫院實習，不管是放射科的永井隆教授，或古屋野外科教授，及醫大角尾校長，他們都很重視學臨床教育。而長崎的天空天天戰雲密布，B-29戰機經常來空襲，精神上始終輕鬆不起來，一進家門投靠在床上，甚至連翻身都懶得翻。幸好妻子招金安撫小孩，他們都安靜的，彷彿聽到自己的心跳。有次捱到晚間9點左右，妻子輕敲兩下房門，悄悄走進，「該起來吃點飯菜，還累嗎？」看先生沉靜地深陷在大枕頭裡，兩眼緊閉。她悄悄退出來。

據陳醫師的印象，昭和20年（1945）6月長崎已進入猛烈的空襲中，他妻兒的生活物質大半由當地政府配給，嚴格來說並未享受醫生娘的優渥生活，或達一般人水準，簡直清貧、樸素到了極點，正如俗話說：吃苦嘛當做吃補。然而妻小甘之如飴，至少他們從不叫苦，發揮客家子弟「硬頸」精神，不輕易向環境低頭。

陳醫師告訴筆者：他在實習期間也跟過皮膚科的北村

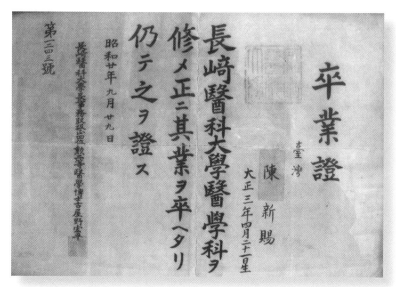

■昭和20年（1945）9月29日，陳新賜醫師畢業於長崎醫大。

教授，從他哪裡瞭解皮膚與身體內部的病變關係，幫自己更精準的診斷病者的症狀，例如皮膚乾扁，缺乏光澤，極有可能肝、腎問題等目測診療。所以他自日返鄉後，即在美濃老家開業，內科、婦科、小兒科、皮膚科、通通看診，無法細部分科，何況光復後台灣醫生缺乏，根本不可能細分科別。

空襲下的傷亡救護隊

除了讀書、寫畢業論文、每天還要疏散到防空壕，躲空襲；除此，長崎醫大猶成立傷亡救護隊，由各級老師及學生組成，每天巡迴市街救援傷患民眾。

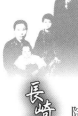

戰爭與死亡如影隨形，某日陳新賜匆匆趕到實習醫院，寒冷的天氣令茉園地上都沾上銀色的冰霜，冷得讓櫻花含苞待放，遠遠地，便看到急診室傷者被擔架抬進來。

「頭部放在這邊。」古屋野教授指揮著，擔架上傷者也微閉雙眼，頭髮蔓掩額眉，唯雙腿抖顫不止。醫務同學幫他脫下上衣及毛衫，當時陳新賜見狀，快步衝上，捲起傷者袖管，幫他量血壓；傷者滿身的血污，但傷口的血似乎止住了。

古屋野教授放下聽診器，叫新賜：「你做血漿400cc的點滴，」然後叫其他人：「拿消毒水和臉盆來，把他的臉擦乾淨。」

新賜拿紗布、消毒水，敷在傷口上，凝結在傷口血塊慢慢的融化……傷口從額頭往上裂三道，頭髮裡更藏著無數的彈片。清除完傷口，傷者年約20歲，原來那血污污的臉，是一張十分英挺帥氣的型男。

戰爭把好人、壞人，年老、年青都一齊殺了、炸了，像日本軍閥侵華戰爭，幾乎屠殺兩千萬中國人，後來太平洋戰爭也屠殺太平洋島國、盟軍近千萬人，雖說達爾文的天演論物競天擇、適者生存，但是日本人於戰爭中的殘酷，讓無辜百姓承受苦果；一群野心份子蠢動，由平民百姓買單，正是歷史最大嘲諷。

當實習醫生的陳新賜，雖然不滿日軍侵華，並發動太平洋戰爭，但他與弟弟陳新連皆留學日本，弟弟就讀於日本大學醫校，畢業後留在廣島附近尾道市醫院服務三年；

留日並非嚮往日本傳統生活，或追求帝國之眼的虛榮心，而是醫學屬於專業領域，加上殖民地台灣總督府並不鼓勵台民念法律、政治，對醫科反而極端鼓吹，想學尖端現代的醫科技術，只好到日本國立醫科如長崎、熊本、九州等。筆者好奇的問陳新賜醫生：「您在長崎醫院實習時，除戰爭傷亡外，有無其他特殊狀況？」

醫生掛著老花眼鏡道：「好像有個路倒病患，被人發現運來時，病人臉色蒼白，身上有股難聞異味，沒半點力氣，眼神也有點呆滯，乍看之下倒像遊民，看他的年紀應該有60多歲了，頭髮花白，牙齒脫落，說話含糊不清，服裝料子雖不錯，但又舊又髒，大衣下襬也磨破了。問他家

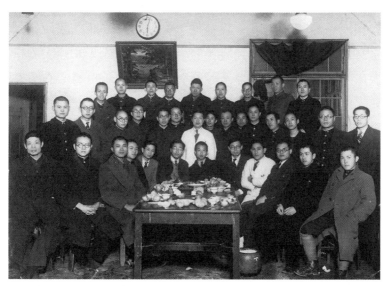

■ 就讀長崎醫大王文其（前排右四）、陳新賜（後排右三）參加同學聚會，應是寒冬時節，多人裹住大衣出場卻精神抖擻，友情滿懷。

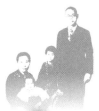

住哪裡？往往是如此回答：無厝的渡鳥。」

遊民在當今東京不少，當然全世界大都會都有。但二戰期間，發動戰爭的日本軍閥，搜刮人力、物力、食糧，讓一般市井小民於現實邊緣，仍然得不到政府的照顧，以致流浪街頭，這對素來自尊心極強的日本人而言，皆是嚴酷的煎熬，就像餓死的武士，嘴裡總是咬著牙籤，掩飾自己的飢餓。「先給他打葡萄糖和強心劑，看一下情況再說。」陳新賜問古屋野教授：「是不是要讓他住院？」

「當然要住院，醫生不能見死不救。」

「普通病房全住滿了，頭等病房比較貴喔！」陳新賜說著。

「快送進去，閒話少說！」古屋野教授有點不悅，事後教授告訴陳醫生：「我不是責備你，私人開的醫院當醫生每看到病人就先想到錢，醫生必須揣摩病人的能力安排病床，而我們教學醫院比較沒有壓力，應該以慈心救人為要，這是人道主義。」在昭和20年（1945）間，日本國力幾乎投入戰爭，民眾普遍窮苦，今人稱為「街友」很多，這是軍國主義造成悲劇，故古屋野、本村、永井隆教授對遊民均賦予更多的同情、諒解，不讓窮病人受歧視性的異樣眼光，戰爭的後遺症應全民承擔才對，怎可看不起窮同胞呢？

◎替彭明敏先生截斷手臂

台灣的人權鬥士──彭明敏

　　能跟黨外的人權鬥士結緣，是老天安排；能親手切掉台大政治系名師彭明敏的殘手，亦是老天安排；而且兩家子孫皆以醫生傳承也是巧合。證嚴法師在《靜思語錄》一段話，頗能點出其中玄妙：「只要緣深，不怕緣來得遲；只要走對路，不怕路途遠。」

　　彭明敏教授之父畢業於台北醫學校，在台北馬偕醫院實習二年，後來在台中大甲小鎮，開設第一家診所。這個生產大甲草蓆、草帽在日據就頗富盛名，最鼎盛時期，銷往美國一年就超過一千萬頂大甲帽，外銷日本數目亦很驚人，真是草帽王國。

　　彭明敏教授在他的回憶錄《自由的滋味》記載：「祖父建立一個醫生世家，他兒子的孩子，不是取得醫學學位便嫁給醫生，他們的孩子也陸續進入醫生行業。彭家約有20人，包括5名女性完成醫學學位；而第三代，我的兩個

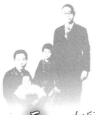

女兒及一些姪兒姪女，也在醫學院就讀。」[2]

反觀陳新賜醫生家，父親陳保貴畢業於總督府醫學校，其四個兒子中，長子陳新炳畢業於台北醫學專校；次子陳新義跟隨父親多年，加上自身的苦讀，後來也經過考試取得醫師執照；弟弟陳新連畢業國立日本大學醫校。而陳新賜醫生之子陳家玉取得日本大學醫學博士，是國內小兒科權威，曾任中山醫大校長兼小兒科教授。

由上述點將錄來看，說他們是醫生家族當不爲過吧。另長崎醫大同學王文其，一批兒女、女婿也都從事醫藥行業，算是「醫生世家」，可見父母的價值觀影響後代深遠，願生生世世爲醫生，恐是家人心願。

彭明敏的「不志願」服役

彭明敏於昭和17年（1942）考上東京帝大政治系，大家皆知，台灣人想進這窄門，必須考得比日本人好。殖民地人民如朝鮮、台灣並不受歡迎進入最高學府，外籍生只錄取一個，竟然是彭明敏。據彭教授於《自由的滋味》提到：「開學不久……大部分年輕人開始從校園消失。我是殖民地人民，在法律上不必服兵役，但有權當志願兵。在台灣很多青年被迫當志願兵。有些編入正規部隊，但是大部分則組成軍夫，派到海外前線……。」證之於詩人陳千

2　彭明敏著，《自由的滋味》，台北，前衛出版社，1988年9月，頁27。

武《活著回來》描述：

> ……我們的證明被稱為「台灣陸軍特別志願
> 兵。」
> 我是志願來的？是。
> 確實我寫過志願書。在配刀的警察和兵役官
> 來家訪問的那一天，我寫過、我蓋章過。如果我
> 不寫志願書，他們就稱我非國民。事實，我本非
> 他們的國民。

作家在〈輸送船〉篇章，以自傳體詳述志願兵始末，
並透露：雖20萬人中錄取500人，但在部隊裡依然做粗賤
工作，如幫日軍按摩或扛重物，稍有不順即狂罵「チャン
コロ」（按：清國奴），極盡羞辱之能事。

開學不久，所有在日本大學文科的台灣留學生，都
被傳喚到軍訓教官辦公室，被慫恿從軍報國。據彭明敏
說：「東京帝大受『邀請』的姓名公佈，我的名字就在裡
面。」這時的彭明敏與就讀長崎醫大的大哥商量。一星期
後他決定「不志願」服役，幸好，日本大學上課不點名，
總算逃過一劫。因為像台灣徵召陸軍、海軍志願役，據筆
者訪查出版《烽火歲月──台灣人的戰時經驗》一書，如
詩人陳千武、簡傳枝（宜蘭羅東）、鄭春河（高雄湖內
鄉）等陸軍特別志願兵，都派遣帝汶島四年，有命返台，
皆得不到日本政府撫卹、賠償或慰助金，作為殖民地軍人

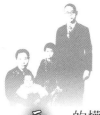

的權益橫遭漠視。

離開古城松本，踏上危險路途

昭和20年（1945）3月，彭明敏終於離開東京，前往西邊山區，一個美麗古城——松本。對於熱帶出生的彭明敏，冬天很難熬，只有一點木炭取暖。就在此刻，東京大空襲的消息傳來，成千上萬人在一夕之間死亡，甚至於無家可歸；據維基百科〈東京大空襲引述〉：「美軍於1945年2月23-24日，首次對東京採大規模燒夷彈攻擊，當晚174架轟炸機在東京拋下大量凝固汽油彈，把東京約256平方千里地方焚毀。隨後再派出334架B-21轟炸機，對東京進行2小時地毯式轟炸，共投下超過3千噸燃燒彈，造成近萬人死亡，41平方千里被焚，26萬7千多棟建築付之一炬，上百萬人無家可歸，10萬人被燒成重傷。」3月9日的大空襲，可能是人數歷史上最具破壞性的非核空襲，破壞力足可和後來的原爆相比，甚至於有過之而無不及。

原想避難美麗古城松本的彭明敏，眼看東京毀了，留在古城也沒什麼展望。所以決心離開松本，到長崎投靠大哥彭明哲；他當時擔任長崎醫大附設醫院婦科醫師。火車票很不好買，彭明敏告訴站長：「我哥哥在醫院裡當醫師……。」他才爲難賣給彭一張自松本到長崎車票。

彭臨行時，表弟明雄到車站送他一程，一次感傷的離別，他想：「明雄將孤獨留在寒冷、荒涼的松本，我則踏

上一條漫長而危險路途。」火車經過名古屋、大阪、神戶、廣島、八幡，而這些城市都受到盟軍激烈轟炸。彭氏到長崎火車站，已是4月某日下午。大哥住的漁村是在約30哩郊外，故在長崎過夜。隔日早晨，晨曦自海面迎來，千頃金波自眼前搖晃到天邊，充滿生命狂野色彩，看得眼花撩亂。

景色如畫，帶著行李走向渡船碼頭；一艘約40噸的小渡船泊於碼頭，隨著碧藍大海晃漾，映出人、船倒影。海鷗循著船身環繞，大約30個男女及兒童已登上船，他們倚著船櫓，欣賞晨間海景，人似陷入油彩的帆影裡，難以自拔。瞬間忘了猶處於戰爭的風暴；白雲宛如放牧般的綿羊，飄浮在遠方的天空，潔白、純白、也似一團棉花糖；凝視，則心胸遼闊，萬般皆捨、寵辱皆忘。

待彭明敏登上甲板、尋找一處歇息的地方。突然，頭上飛機下墜、低空俯衝、發出極尖銳的呼嘯聲，又拉高飛昇，只見彭明敏被巨音爆炸擊倒，昏迷於甲板上。飛疾的爆音在鋼鐵的甲板上跳躍；「哇呀，啊！」喊痛聲不絕於耳；被爆破的皮肉都綻開，露出白森森的肢骨，紅色血塊、附有斑點的白脂，簡直像地獄。

彭明敏自述：「當我恢復知覺張開眼睛時，……我全身是血，甲板上到處也是血，屍體和炸裂肢體跌落四處，人們在嘶叫著，呻吟著……我試著要站起來，發覺左臂肩膀炸斷了……僅遺留一些筋油和皮膚碎片垂掛著。碎裂骨頭畢露出來，鮮血洶湧而出。我想要死在這裡了，而沒有

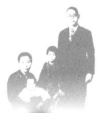

人知道我在這裡。」[3] 當時求生意念強烈的彭氏，以右手抓住懸垂的左臂，發現它很重很冷，沒有感覺。他既震驚又疼痛，同時感覺左太陽穴一定也受傷，因血慢慢流入眼裡又流下面頰。

他掙扎站起來，步下碼頭，在尖叫人群中，感到極端的不平衡，一直告誡自己：「要趕快找到一所醫院，要趕快找到醫生。」彼時彭氏對長崎市尚陌生，試圖向街上行人求救，但他們驚惶別過臉去，似乎是眼不見為淨，因彭明敏已滿身鮮血。突然，有一中年男子對他吼叫，在盛怒中咒罵他。讓深受重傷的彭氏很意外，在如此極端的情境下，同為天涯淪落人，怎堪如此怒吼？直到戰後，彭明敏開始思索那件不近情理往事，他猜測：那個人大概想用日軍戰爭經驗，以吼叫、重擊或震動，使一個即將昏倒的人因震驚或緊張而甦醒，唯彼時根本不瞭解他特殊用意吧。

顛晃中，有人指引他到附近小診所就醫，一進門，便失去知覺。醒轉時，發現自己躺在診所水泥地上，還有其他受傷者，只有一個醫生和一個護士忙碌地為受傷者止血，初步的包紮，急救。他們在等待長崎醫大派來的緊急醫護隊，其實這個救護隊伍裡，有一位近乎聖母瑪利亞的醫生，在長崎醫大擔任放射科教授永井隆，也是傑出的人道主義作家。他在大作《長崎和平鐘聲》提及：「長崎醫大基於國民義勇軍的命令，在戰教並行的方針下，不管身

---

3 彭明敏著，《自由的滋味》，台北，前衛出版社，1998年9月，頁49。

屬哪一個年級、研究室或病房職員、學生，都被編列成醫療救護隊，各自肩負專門任務，人人身穿防空服，腰間攜帶救護器材，從事課程、研究與治療工作。一旦遇到緊急狀況時，立刻各就各位，擔任收容空襲傷患工作。」[4]

失去左臂的噩夢

躺在地上的彭明敏忽而昏睡，忽而清醒，迷濛中看到大哥的同學楊友香醫生，他曾在哥哥家長談、聚會，算是舊識。楊醫師故鄉住屏東佳冬鄉。每次他經過彭氏身邊，踢他腳跟，喊他名字，想引起他注意，怎知他一點也無回應。自認為大聲地喊，但可能只是呢喃低語：「楊醫生，楊醫生，我是彭。」而他繞過彭氏三、四次後，終於發現全身血跡落魄的彭明敏，「怎麼？你在這裡。」他驚愕大喊。

立即招來護士，給彭氏緊急檢查，盡力給予急救，直接對心臟打了兩次強心劑。據彭明敏說：「自己至今不清楚其後的經過，恢復知覺時，已躺在手術台上，外科醫生正要切除左臂，被炸碎了。那是很可怕夜晚，大哥與醫生們討論手術細節，沒有護士，我自己試幾次想從床上起來喝水，但由於大量出血，造成的極度衰弱，失去左臂產生的不平衡感，幾度跌倒在地板上，我痛心於一生的改

4　永井隆著，賴振南譯，《長崎和平鐘聲》，台北，上智出版社，2003年10月，頁2。

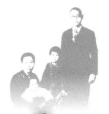

變。」

　　由於截肢是重大手術，彭氏久留於長崎醫大醫院，一間單人三樓房，因護士缺乏，僱了一位老婦人，但她不久即抱怨要爬太多樓梯，很累；要她代買一份地區報紙，也滿腹牢騷，只好解僱她了。其後，又請另一個女人，她做得不錯，但舉止怪異，因蚊子多，每晚要掛蚊帳睡覺；她卻要每晚裸露上身，搖晃雙乳，溜進蚊帳裡面來，使傷者非常尷尬，想非禮勿視幾不可能；學老僧入定，心如止水，古井不波，對一個血氣方剛青年，也近乎奢求。幸好，當彭氏陷於左右為難，無法深度安眠之際，有位非常善心與溫柔的年輕女護士，常抽空來餵食彭氏，幫助他步行。每看到她的倩影，他萎頓的身心立即振作起來，真是白衣天使，給他溫暖、陽光、聖潔之感，有期待相會的甜蜜之味，是淒苦生活最美好的想像。

　　當時醫院嚴重缺乏醫護人員與各種藥品，故包紮彭氏的繃帶，只能隔幾天才換一次，而藥品和器具似乎未徹底消毒，導致傷口發現長蛆，尤有甚者，失去左臂卻不時感到左臂極癢，簡直無法忍受；終於感染血毒，發高燒，醫生甚感束手無措，彭明敏亟需大量輸血。

　　彼時，日本人普遍營養不良，既無血庫也無人賣血，然而彭非常幸運，長崎醫大一些台灣留學生得知他的困境，紛紛捲袖子輸血給O型的彭；4個輸血者其中一位排灣族原住民，另一位是美濃的陳新賜醫師，由於當時他以日本名字東岡新賜，協助長崎醫大校長古屋野教授，共同為

彭明敏操刀，致彭氏一直以爲兩位醫生都是日本人。昭和20年（1945）6月下旬，長崎經常遭到轟炸，每當空襲警報響起，通常在半夜後，醫院職員必須抬所有病人到地下室避難。

由於病床躺了一個多月，沒有一點運動，使得彭明敏的體力非常虛弱，碰上這半夜的移動，被抬運上、下樓梯極痛苦又恐慌，躲在暗黑地下室，聽飛機聲低空掠過，總覺得炸彈會掉下來，這已成爲每晚的噩夢。而彭明敏在長崎渡輪被炸的陰影，也不客氣的在他腦海中盤旋、浮現，在他心中音爆，似乎像一條毒蛇緊纏著他不放。竟夜的機嘯聲、炸彈聲，使得他敏感而脆弱。

美國開始在長崎丟下傳單，警告市民離開長崎。有一天，醫院接到命令，將所有病人遣送出院，只有少數人留下照料空襲受難者。彭的大嫂每星期來兩次，她告訴彭：「鄉下糧食、海產、蔬菜較充足，我們可替你包紮傷口，也許體力恢復較快。」彭自己走一小時陡坡石路，盡可能遠離長崎，由懷孕的大嫂隨行，一路攙扶，秀氣臉蛋大小汗珠直流，眞是可敬的大嫂。如果沒她勇敢的幫助，彭自承沒有辦法走完這趟行程。雖受傷住院已超過兩個月，仍然十分虛弱，沒有正常的平衡感，最後勉力走到大哥家時，兩人都已筋疲力竭了。兄弟倆久未謀面，加上斷臂之痛，相見時不禁嚎啕大哭，彭明敏跌入絕望深淵，前途不堪設想，黯淡無光啊！

關於此事，筆者認爲是關鍵點，可揭開更多歷史氛

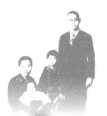

圍，更多危境中，人與人的珍貴情操，若能找到楊醫師或其家人，應可挖掘較完整真相。故田野調查期間，曾多次試圖尋訪屏東佳冬鄉楊友香醫師及其家屬，而王醫師說他不在人世了。透過佳冬鄉公所、戶政事務所查詢其後人，仍苦無下落，完全像斷線風箏，我懷疑姓名有誤，或同音不同字，不得其門而入，不免洩氣。歷史往往擦身而過，再回頭已百年身。

◎彭明敏感念救命之恩

與彭明敏教授的生死拔河

　　彭明敏教授於回憶錄《自由的滋味》以專章〈1945年的長崎〉，敘述其前往長崎一處小漁村「爲石」、今爲石町（たぬしまち），投靠一家公立診所的醫生大哥彭明哲，搭渡船不幸被炸斷左臂的淒慘遭遇。書中對這段細節有清楚的描述，唯當時爲他進行急救開刀的醫生，顯然因爲認識不多，而簡略帶過，甚至於誤認他們全是日本醫生。

　　生性保守木訥，不喜炫耀的陳新賜醫生，其實在長崎醫大親自爲台灣才子，後來成爲台灣人權鬥士，被列入海外黑名單的台大政治系主任彭明敏開刀之事，並非不復記憶，陳新賜醫生告訴筆者：彭明敏原就讀東京帝大文法科三年級，唯東京爲首要之地，情況更是危急，於昭和21年（1945）2月23日，美軍即出動174架B-24轟炸機在東京拋下大量汽油彈。3月9日更出動334架戰機，自馬里亞納群鳥出發，2小時地毯式炸射。造成10萬人死亡，近10萬人受輕重傷，所以彭明敏被學校要求通勤，到別地避難。

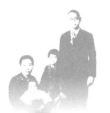

當年7月他從長崎搭小渡輪到小漁村，投靠大哥彭明哲時，船隻遇美軍空襲被置於療傷所等待救治，人已昏迷狀態……。

陳醫師啜了一口氣，極平淡的表示：「幸好被長崎醫大同學楊友香醫師發現，緊急送往長崎醫大附屬醫院治療。經由外科主任古屋野教授及擔任外科醫師的我，兩人替他截肢，並進行縫合傷口的大手術，才挽回一命。」語畢，陳醫師有欣慰表情。自日本返回美濃原鄉行醫後，已將救治彭先生的事淡忘。

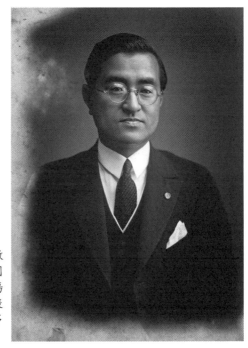

■ 長崎醫大古屋野外科教授，與陳新賜醫師共同為彭明敏教授切除炸傷手臂。（按：古教授後為長崎醫大校長，曾多次來台會晤學生。）

據筆者所知：長崎醫大放射科教授永井隆，對學生的影響頗大，這位天主教徒，無視於自身感染放射線毒害，於民國26年（1937）召集志願服務隊到中國救助傷患；原爆時，將文學獎金拿來爲長崎市民種植一千株櫻花樹，建造兒童圖書館，並呼籲要「愛人如己」這種無國界之愛，深深影響到陳新賜、王文其、楊友香、楊瑤麟等長崎醫大同學。

救了台灣重要人物的欣慰

事後陳新賜於美濃祖厝，告訴筆者：「當初僅知彭明敏是個大學生，來自台灣，除了一份濃濃的同胞情外，救治傷患本是醫生天職，看到彭先生肩膀處以下僅皮肉相連，大量流血，只好緊急截肢……這件事在我內心，隱藏足足一甲子以上，夠漫長的歲月。雖然他不認識我，也從未聯絡，但我救了台灣重要人物、民主鬥士、政治菁英，心中也十分安慰。」

後來陳醫師自報章媒體得知一些相關報導，始知：彭先生在台大任教時，於民國53年（1964）「台灣人民自救運動宣言」準備散發，被印刷廠老板走漏消息，結果彭明敏、謝聰敏、魏廷朝三人被特務逮捕。後來彭氏經特赦，躲過監視，逃亡瑞典，該是民國59年（1970）元月逃出台灣，從此被政府列爲黑名單，20多年都無法回台灣探親。這是後民進黨世代對前輩赴湯蹈火、犧牲自由應有較深層

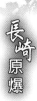

的體悟；自由、民主絕非上天掉下來的「禮物」啊！勤於收割之時，當思「黨外時代」前輩承受刑求、逮捕、洗腦、監禁、流亡，有家歸不得之苦。不要對歷史太健忘。

與彭明敏世紀之會

當筆者訪美濃祖厝，陳醫師終於揭露陳年往事：「在白色恐怖時代，我始終不敢提起彭教授之事，直到民國96年12月某日，內侄劉雙章來家中小坐，心想：現是民主時代，以往坐黑牢的白色恐怖已過去，說出來不會有事吧，何況個人還思念當年重傷的知識青年，始將長崎為彭明敏動刀往事，一一細述，並請他有機會轉告彭教授。透過內侄的積極聯絡，當時僑居美國的彭先生，決定於民國97年9月返台，參加學術研討會，專程南下美濃向我致謝。」

彭教授於10月8日到美濃，他表示：誤以為救他生命的台灣人，是送他急救的楊友香醫師（彭明哲醫生的同學），及輸血給他的4位台籍生；至於替他截肢手術的醫生都是日本人。原來是天大的誤會，因為陳新賜前往長崎醫大念書時，將原姓名改為「東岡新賜」，彭先生當初以為他是日本人，大概看到日本姓名，所以產生如此誤解吧。

世紀的見面之禮，引起美濃地方媒體很大的騷動，陳醫師次子陳家玉，畢業於日本大學醫學博士，彼時擔任中山醫大校長，兼小兒科教授，他也在現場作陪。兩個在昭和20年（1945）長崎醫大附設醫院的「生死拔河」，一直

到民國97年（2008）10月8日下午，台灣美濃祖厝相逢，算算，足足等了63年才見面。想像中，人生孤旅，猶似一群昏鴉飛過歷史的黑夜，留下福宅月窗及夕色一抹蒼茫。也許美濃陳府香蕉葉仍隨陽光輕輕搖擺，斑駁的牆面因野薑花的吐蕊，顯出一種古老、堅韌的生命力。如源氏物語，篇名：〈花宴〉、〈杉風〉、〈初音〉、〈螢之間〉，洋溢著和風的明亮溫度。

兩位世紀人物陳新賜醫師（今99歲），與命運流轉的彭明敏教授，兩人執手相看淚眼，竟無語凝噎。一隻戰爭斷臂的手，一顆感恩的心，台灣人的災難就更加深沉了。

有詩「當年奇遇君需記，感人肺腑在今朝」，彭教授情緒激動，話不多，也許「靜默」是最貼切的感動。清代

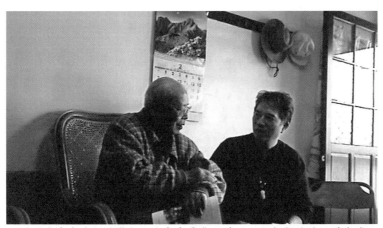

■ 原爆受害者陳新賜醫師，生命有最驚恐遭遇，也戲劇性的救護台灣民主鬥士彭明敏教授一命，右為筆者傾聽陳醫師生命史，攝於美濃祖屋。

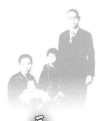

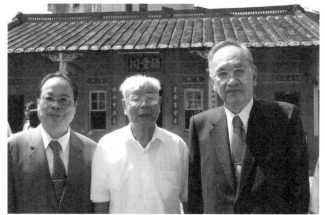

■ 左起為陳家玉小兒科博士、中為陳新賜醫師、彭明敏教授於美濃老家喜見救命醫師。（會面時間為民國97年10月8日）

學者孫星衍的聯句：「莫放春秋佳日過，最難風雨故人來。」空過美好春秋佳日，風雨中友人相尋，人生如此，夫復何求？只因二戰分別將苦難降臨兩人身上，先是彭教授失去左臂，而長崎原爆，瞬間，奪走陳新賜髮妻與一雙兒女。這使我想起雷馬克在《西線無戰事》上的書卷語：「本書既不是控訴，也不是自白。只是想講述那一代人，他們即使躲過了砲彈，也還是被這場戰事毀滅了。」[5] 反觀《活著回來》的作者陳千武，被派遣到帝汶島作戰，無助掙扎，承受歷史巨大創傷；以及滯留日本東京、長崎的彭明敏先生，他們的生命際遇有很大的相似度，從這個國

5 雷馬克著，朱雯譯，《西線無戰事》，台北，志文出版社，1996年8月，前言。

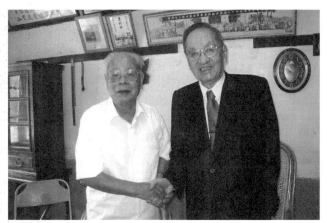

■ 隔了一甲子的等待，陳新賜醫師（長崎行醫時，日名為東岡新賜）為台灣民主鬥士彭明敏教授切斷左手、救回一命，直到晚輩告知始千里相逢，可謂機緣巧合。

境被趕到另一個國境，有如被追逐的野獸一般「故只有陷在不幸深淵的人，才能體會到深刻而高貴的同情。」[6]

我們看到彭明敏先生，雖然幸運抗拒東京帝大「志願兵」徵召，自以為不必為天皇勇敢赴死，卻在投靠長崎大哥彭明哲的船上，遭美軍炸斷左臂，去「皇民化」與懷鄉心情，成為彭明敏走投無路的歷史歧路，這種深層的無根與漂流，令人同情，也是殖民底層，台灣人無法逃遁的歷史悲劇。他們都站在廣大的歷史視野上，扮演身不由己的角色，難怪雷馬克說：「沒有根而生活，生命是需要相當勇氣的。」

---

6 李展平，《太平洋戰爭書寫——以陳千武《活著回來》，李喬《孤燈》，東方白《浪淘沙》為論述場域》，中興大學台文所碩論，2010年7月出版。

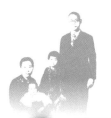

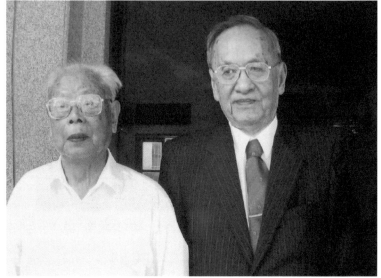

■ 民國97年10月8日陳新賜、彭明敏於美濃家重聚首,兩老心裡有無比
　興奮。

　　遠在台灣的雙親,聽聞兒子也成空襲的受難者,一連
數週,每晚都流淚、失眠,彭明敏先生自述:「親愛的祖
父也在這時過世,使父母更是悲上加悲。祖父一再提到我
小名『敏仔』,因他很疼愛我。臨終時,家人聽到他說:
『我最大的慰藉是我將在天堂與敏仔見面了。』」

　　直到7月,空襲、炎熱和緊張幾乎令彭明敏難以忍
受,經過幾個星期,他的傷口逐漸癒合,大哥彭明哲巧妙
地用竹子、鐵絲和布片,替他安裝一具輕便的義肢,他覺
得這樣也許減輕弟弟心裡的焦慮與自卑。

◎死於原爆下的妻兒

原爆下的人間地獄

昭和20年（1945）8月9日的太陽依然照耀，浦上天主堂的天空，這幾天美軍空襲次數少了，僅是遠方的天空偶而傳來爆炸聲，隱約似遠方烏雲傳出悶雷，但聲音聽起來又顯得不那麼急促。陳新賜在長崎附設病院駐診，雖然長崎醫大另有任務編組，每天到鄰近村落搶救受傷民眾，戰爭仍熾烈進行中。陳醫師習慣早起到醫院附近欣賞紅葉、落羽松、銀杏林步道，讓陽光於背脊微微搖晃，雖於戰爭中，群樹仍是一片潤澤的綠色。

走進外科診療室，手術室很幽暗，大概戰爭末期一切資源匱乏，電燈能關就關，一般日本人皆過著「自肅」（按：刻苦）的生活。正中央擺幾張黑色皮革手術床，周圍地板凹凸不平，其中有幾片脫落了，可以窺見裡面內層結構。那顏色像手術床流下的凝固血污一樣。皮革的手術床上，放著一個煙灰缸碟子，淺淺的躺著四、五根菸屁股，部分沾著紅染的色澤，可能是女主人沉溺菸癮的一種吸法吧。

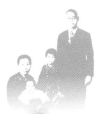

陳新賜醫師沿著高聳的燈光查房；對啦，10病房，是個兵工廠技術員，前天被美軍炸傷，腳整個皮開肉綻，給他打過止痛及消炎針，沒多久就比較不喊痛了，但額頭直冒冷汗，濕透枕巾。他的鼻孔插著送氧氣的橡皮管，舒舒服服睡著了，不過那舒服的時間是有時效性的，過不了一小時，他又口鼻混音的叫痛，讓聽者聞之心酸。

當巡診的陳醫師交叉於樑柱時，突然閃出一片片光芒，掠過玻璃窗，直滲浦上教堂；尤其似江濤滾起的白煙，正以驚人的速度向四面八方翻滾。浦上天空外面是白茫茫雲層，裡面卻夾帶鮮紅的火焰，劈哩啪拉的放出美麗的色光，有紅、藍、黃、紫、綠各式各樣，流淌詭異的天空。陳新賜忽然醒轉，大呼「有炸彈投下，快躲！」陳醫師被一道牆柱阻擋，僅有手臂受傷，屬不幸中的大幸；唯在同一時間，陳醫師位在浦上的住家，愛妻林招金，大女兒陳秋香，小兒子陳崑玉還來不急喊「痛」，就已倒臥在屋內。

陳新賜雖然身體不適，仍推開身上的堆積物，從狹窄的木材間隙站起來，忽然飄進一股燃燒的炙熱感；舉目望去，各個赤裸者群聚而來，不斷哀求：「醫生救救我吧！」、「請幫我擦擦藥！」、「請檢查我的傷口！」、「醫生，我好冷，給我衣服穿！」等，他們均是被原爆拋摔各地的患者，一息尚存的想爬出死亡關卡。陳醫生說：爆炸當時，正值門診時間，所以附近的走廊及室內，躺滿為數眾多的傷患；他們衣服大都被高溫化為烏有，脫光衣

服、剝掉皮膚，割傷身體，全身上下形同焦炭，簡直分不出他們是人間生物。

長崎醫大的醫師進行搶救行動，平常保有最多的三角巾及繃帶一下子都用光了，接著他們撕裂襯衫來包紮傷口。原爆，過了半小時，浦上一帶已變成火海，醫院也不斷延燒開來，能逃的人都在跑。有兩個孩子拖著他們死去的父親脫離火場（大概想保存全屍），年輕女人抱著沒有頭的嬰兒奔跑。長崎醫大已變成一片火海，校長角尾教授也受重傷，另外皮膚科北村教授，渾身是血，死在陳新賜醫生旁。

陳新賜醫生最不放心妻兒的安危，他以百公尺的短跑速度衝向家園，沿途他看到許多屍體，或漂浮在住家附近的水池，或掛在樹上，到處倒塌的屋瓦下，許多人皮膚層層剝落，掛在焦黑的木柱。這般景象跟地獄的描述一樣，令人不寒而慄。平常騎自行車約20分可到的住家，原爆後工廠被摧毀，森林的大樹並排倒臥地上，呈現燒焦的獠牙表情。商店街成瓦礫堆，住家只剩牆壁，連一條活著的狗也看不見，路走起來特別坎坷，費時。雖原爆中心點最近的物體、生命、綠色植被，全數變成黑焦炭，據《長崎和平鐘聲》作者永井隆觀察：會吸熱的黑色物體，都被燒成嚴重不堪，例如：「井上的眼睛，有黑眼球部分被穿透、黑瓦片的表片隆起水泡狀，醫院患者只要睡袍上有黑花紋，該處就會被灼傷，石頭的黑色部分容易剝裂。」這些現象都一一驗證，黑色物體吸熱的可怕。

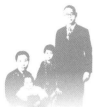

瞬間化灰燼的天使

　　費盡了許多力氣，跌倒、喘氣、陳新賜醫師一口氣的趕抵家門，顧不得自己乾渴的唇舌，陳醫師一直大喊：招金、招金！秋香，秋香！停頓一下，聽聽是否有母女的回音，結果都沒有；那個最小的心肝寶貝崑玉，也一樣沒有「歐多桑回來了」的又叫又跳，像一隻頑皮的小狗，衝到門前迎接。空蕩的房子，竟顯得「鴉雀無聲」，陳醫師心情越來越重，舉頭，太陽透過天窗玻璃照進來，唯空蕩的房子仍然沒有一點聲息。此時，陳醫師蹲在壁爐前哭泣，完全沒有聲息，「我在做一連串的惡夢嗎？」這樣悽慘的事實，就算戰爭中也很少會發生的。陳醫師拍拍自己臉頰，擰擰自己大腿，相信他只是比噩夢還要恐怖的惡夢吧！

　　陳醫師沉重的步入臥室，妻子招金兩眼翻白的趴在玄關，衣服全被高溫燒焦，白皙的面容已大半碳化；旁邊躺著一雙兒、女，幼嫩的小手緊緊拉著媽媽。陳醫師猜想：他們母子在面臨原爆高溫滾動時，也試著掙扎、逃跑，但據永井隆於《長崎和平鐘聲》記載：「8月9日上午11時2分，於浦上中心位置松山的上空，550公尺處，有一枚原爆，那巨大能量以每秒2,000公尺的風壓，瞬間粉碎、並颳掉地面所有的一切。接著爆炸中心所產生的真空，又再度將所有東西吸舉到高空，然後重重摔落下來。並且以9,000度高溫將所有地上物燒毀，其灼熱的炸彈碎片，更化成火球雨下降，立刻燃熱整片洶湧的大海。」

陳新賜醫生見到「死亡地獄」，竟像殘忍的鏡頭，一幕幕的拉開，不忍卒睹也得睜開眼睛看，一點也無法逃避。三具屍體縱橫交錯，俯臥、仰躺在狹小的日式住宅。陳醫師突然背脊發冷，兩腿鬆軟跪倒在妻兒旁，「哇」地大聲嚎哭，想到愛妻年初才自美濃家鄉，帶來長崎看顧，一雙可愛的兒女正接受日本基礎教育，他們皆善良、勤勞，想不到自己的體貼，不要妻兒在美濃鄉下耕作受苦，始克服困難返鄉帶妻兒到長崎醫大，怎知一場原爆帶走朝思暮想的妻兒，陳醫師喃喃：「妻子長年住美濃服侍公婆，還要照顧女兒秋香、兒子崑玉，很勞碌。所以帶妻兒赴日，沒想到原爆讓他們死於非命。」

自責、感傷、哀毀纏繞心頭，陳醫師擁抱著死難妻子，心裡才開始有了生死離別的痛徹感。軀體因高溫燻烤，已成枯槁的骨架，一點人體溫度也不存在。他再去抱已無血色的愛女──秋香，一個8歲的小女孩，呆頭鵝似的學生髮已不復在，焦黑的身軀，預告生前的痛苦煎熬。為父的陳新賜，當場暈眩，失去了正常人知覺，他只能呆呆地摟抱她的屍骨；他憤怒極了，破口大罵：都是軍國主義，毀了無辜的市井小民，簡直喪盡人性！

他繼續尋找第二個孩子──崑玉，這個額頭飽滿，眼睛靈動可愛，不太吵人，頗為討人喜歡的3歲小男孩，皮膚細緻嫩白，多天像個小蘋果般逗人喜愛；如今，在這個高溫狂捲之後，已面目全非，唉。他們原都有美濃客家的「硬頸」精神，不向苦難低頭的潛力，唯，原爆瞬間，使

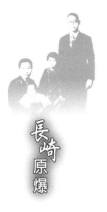

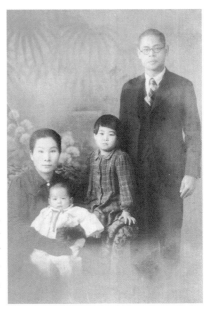

■ 一張充滿歷史光影的照片。原配林招金、女兒陳秋香、兒陳崑玉於昭和20年（1945）死於長崎原爆，是陳新賜醫生永世底悲愴。也是唯一留下的影像，悽慘的現場，讓陳醫師至今猶不敢面對。

一對小天使瞬間化為灰燼。仁慈而善良的父親，面對家庭毀滅，淚已流乾，浮腫的雙眼盡是血絲。

忍痛盡醫生救人天職

陳新賜醫師回顧四周，房子並無明顯的頹傾，但家人均已因高熱而唇齒、軀體變形，如同永井隆教授書中提及：「當看見光閃的那一霎那，γ射線已射入體內了，而且γ射線能輕易穿透木造日式房屋，它也能穿透相當厚度的水泥牆壁，所以即使待在屋子內的人也都會遭殃。」陳

新賜看著妻小都在屋內蒙難，事實證明：逃與不逃都會死。《長崎和平鐘聲》敘述：「浦上簡直像一口天大的爐灶般，昨天從火焰中逃出，脫離死神魔掌，並渾然忘我東奔西竄的人，好不容易安座的地方，竟成為他們最後的喪身之地，一倒臥岩石旁或是樹下，身體在原地一動也不能動，有的人不知何時斷了氣。」[7]

入暮，陳醫師看著四周倒塌、火燒，看不到救護隊，也看不到往日市街漫步的人群，他們都死了。專業的醫學訓練告知陳醫師，「此地不宜久留」，原爆與普通炸彈最大不同是：它沒有炸彈破片創傷，但會產生放射線的傷害，以及日後會因殘留的放射能，繼續產生很長一段時日危害。陳醫師不忍棄妻小而去，臨行時用極簡方式，取下三人骨灰，並就地跪拜：「祈禱你們魂魄穿越人間苦痛，回到極樂世界，在那裡優遊自在，沒有人會傷害你們。神靈的世界是永恆的，在那兒得到全新的生命。」陳醫師在自宅喃喃自語，老天這樣的安排也太殘忍吧？他既憤恨又無奈。

懷著巨石般的心情，沉重的走出租屋，陳新賜又趕回長崎醫大附設醫院協助搶救傷患。長崎醫大已完全變成一片火海，大學校長角尾受重傷，甚至連附設醫院的院長內藤教授也找不到他蹤影。長崎醫大的救護隊將石崎前教授和松民教授相繼送進來，搭建的臨時小屋揚起此起彼落的

7　永井隆著，賴振南譯，《長崎和平鐘聲》，台北，上智出版社，2003年10月，頁146。

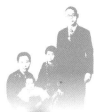

呻吟聲。

原自豪是救護大本營的長崎醫大，竟成爲被救援的對象，眞可悲復可嘆。冷靜思考下，原爆核心點集中在長崎醫大，幾乎毀了校園的人、事、物，唯古屋野教授儘管居家已毀，家人也深受重傷，他還是以代理校長身分，負起救援行動的領導者。於存亡危急之秋，雖千萬人吾往矣，以拯救同胞爲第一要務；另兩個小孩也在原爆中陣亡的調教授，仍擦乾眼淚，在傷患中穿梭來去，一點也看不出大難臨頭的悲愴心情，把小愛化成大愛，在苦厄的環境中人人「相濡以沫」，把受傷的民眾當成自己家人，展現「視病猶親」的醫生情懷，無暇顧及親人的骨骸。

這種公而忘私的氣氛下，陳新賜一家全部遇難，忍痛盡醫生救人天職。據陳醫師表示：「我們長崎醫大有很多職員、學生，雖喪失家園及家人，卻依然留在急救現場，善盡救護工作，尋找行蹤不明的同事及整理校園。我們埋了很多屍體，醫療許多傷患，共同的印象是：死者臉部皆呈『焦黑狀態』，頭顱、眼珠全噴出來，爆壓之大實在言語無法形容。」作爲醫生的陳新賜，置身於人間地獄，並非無感、無情，但是面對殘酷的命運，哪有悲傷的權利？他認爲：人在戰爭陰影下，生命變得微不足道。

帶來生命慰藉的鐘聲

夜漫漫，最長的一夜，唯入眠的時間卻很短，在急救

站小房間，迷迷糊糊的睡著了，淺眠中……他聽到這片原子塵滿佈的原野上，仍有孤兒寡婦的哭泣聲，不知不覺中，逐漸泛亮的窗戶，浦上天主堂傳來「噹──噹──噹──」的鐘聲，一種熟悉溫婉的聲音，宏亮的穿越苦難，點燃希望。已經幾天未聞和平鐘聲了，讓陳新賜傷心思緒，頓時減輕不少；讓陷入幽谷的生命，獲得提昇的希望，像那柔和陽光，刺穿窗戶的幽暗，讓黑暗退位；小小空間投射絲縷光線，皆變成生命光源；聖母瑪利亞普世的慈悲原型，讓陳新賜想起台灣的媽祖。那遙遠又在眼前的希望之鐘，猝然敲響焚灼的大地。和平的鐘聲，此刻顯得多麼靜謐而動人，彷彿將帶領受苦受難的群眾，飛向無垠的蒼穹，自由地飛向無邪的天空。

無疑的，和平鐘聲傳遞愛與和平，給「絕望灰燼帶來希望的火苗」，也是一種憂傷的瞬間轉換；顯然的，被原爆摧毀的浦上百年教堂，仍然在廢墟中發出信、愛、望的鐘聲，給生命帶來救贖與深度的慰藉，在虛實交織下，帶給災民自我療傷。

永井隆教授書中寫到：「市太郎發動，從屋瓦底下挖出來的鐘，雖然它從50公尺高處掉下來，卻一點都沒破損。直到聖誕夜的傍晚，終於把它高掛起來，由岩永他們在早、中、晚，輪流撞響那口鐘，令人懷念的往昔鐘聲又響起。」原只是平凡不過的教堂鐘聲，在浦上中心附近，竟讓災民減輕痛苦，綻放笑容，好似原野已找到失落的鳥鳴，藍天已找到風箏飛掠的姿影，在防風林之外，看到朵

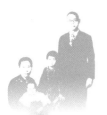

朵雲彩在招手。

　　歷史真弔詭，百年前浦上天主堂，歐美教會人士歷經迫害、請願、申訴始准於建築，經過長時間雕塑、拼貼、開發宣教，這座宛如藝術殿堂的劃時代建物，終於大正14年（1925）完工；而今摧毀浦上教堂卻也是美國軍機B29，莫非冥冥之中早已註定？總之，被炸毀的浦上天主堂，早年因日本鎖國政策，宣教與建教堂的自由完全遭禁止，後來經教堂與教友的努力營造與爭取，終於建構亞洲第一規模哥德式天主堂，怎知百年之後，該教堂竟毀於美國原爆下，讓血流成黃昏的暮靄，危聳的遺壁及神殿，傾聽爆裂像血脈的深紅，酷似誰顫抖的掌呢？

　　不敢觸及的悲劇，有人低聲跪懺，有人急呼：「愛妻，吾兒跟我回去吧，回到那沒有人傷害你的原鄉——美濃。」

心中永世底悲愴

　　昭和20年（1945）8月底，陳新賜一個人到廣島投靠弟弟陳新連，他那時在廣島當住院醫師。誰能想到一顆原子彈，讓善良仁慈的陳新賜妻子、女兒、兒子都死了。想當初懷著遠大的理想，年少時即遠至九州宮崎郡「都城」中學就讀，畢業後考上東京上智大學，後又推甄到長崎醫大，一路辛苦攀爬，希望能在日本國立醫學大學，習得專業領域的技能，將來回饋台灣社會，造福鄉民。豈料長崎

原爆奪走他一切美夢，陳新賜醫生有極大的罪惡感。

長崎是他醫生養成教育母校，唯，它也破毀一個幸福家庭的地方。

誠然，經過60多年後，筆者將它呈現出來，是有些出力不討好，不便之處，這和我們距離太遙遠，無論是時空也好，都和我們有相當距離，很難將它產生的社會時代聯繫起來觀照，使我的敘述、分析相對處於一個孤立狀態中。正因為如此，筆者更感懷於王文其、陳新賜兩位留學生生命際遇，於大時代中是很小角色，很短的一個瞬間，但他們所產生強烈絕望的感情，應是原爆受難者一般，像一個遊魂，一個幽靈，一個無家可歸的流浪者（無處告解），那麼痛苦，那麼折磨，卻為一個消逝年代顯影。

關於這一點，筆者閱讀長崎市政府出版《原爆の記錄》得知：美軍來投原子彈前，已多次用空飄傳單警告：「將於長崎市投下殺傷力極強的炸彈，你們當知廣島投下巨彈的恐怖，請日本國民立刻退避……。」而長崎憲警及軍方卻刻意忽略或事先封鎖消息，導致許多人不及疏遷避難，陳新賜醫生並未獲知相關訊息，導致妻子、女兒、兒子未能逃出原爆「魔掌」，造成陳新賜醫生永世的「悲愴」，長崎也成他終身「心碎」之地。

陳醫師在昭和20年（1945）9月初投靠其弟陳新連，他說：「原想接妻兒到長崎過較好生活，以補償戰爭在台灣的貧窮與勞苦，沒想到才接回長崎，他們竟遭此惡運。」陳醫師無法進行心靈的救贖，自責、悲苦、死亡

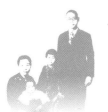

一直侵擾著他，這些創傷經驗，不但是傷痕印記，對他而言更是殘忍的。故「返鄉」進行一連串創傷療治，也是唯一退路；回到美濃祖厝，共守家園，那裡有汗水建構的菸樓，有往日妻兒在祖厝的呼喚，有伯公（土地公）無所不在的保祐，有母子連心的體香，猶如李喬在《孤燈》海天一角的呼喚：「那是一種熟悉的聲音，一種無形無色的光，也是一種超感覺存在──在太古以前就和自己──並存的，在這必須時刻祂出現了，回故鄉去，回去和那種聲音，那種光，那種存在合而為一。」[8]

戰爭帶來不幸，陳新賜醫生想返鄉，利用母土的呼喚，親人的相逢，護持一把小小的人性光芒，收拾生命傷口，在生命夾縫中開出一朵希望之花。記得A‧阿德勒的研究：「在所有的心靈現象中，最能顯露其中祕密的，是個人記憶。他的記憶是他隨身攜帶，而能使他想起自身的各種限度和環境的意義之物。」[9]

常常，妻兒的歡笑聲、妻兒的體香，都成夢裡永恆的呼喚，心想；返回美濃行醫，變成陳醫師服務鄉梓，降服肉身痛苦的最佳昇華。他告訴筆者：「唯有透過佈施、助人、放下仇恨，人溺己溺，重構世間慈悲風氣，才能解脫與放下，否則老抱著歸人殘夢與創傷的告解，永遠也走不出去……。」多富有智慧與哲理的感悟。

8　李喬著，《孤燈》，台北，遠景出版社，1981年2月，頁378。
9　A‧阿德勒著，黃光國譯，《自卑與超越》，台北，志文出版社，1977年6月，頁22。

　　99歲的陳新賜醫師，自昭和20年（1945）6月在長崎醫大幫彭明敏教授開刀，救了他一命；到8月9日長崎原爆，愛妻、女兒、兒子瞬間死亡，短短的兩個月，從救人一命到妻小皆喪命，老天爺玩笑開太大了吧。歷史的碑碣，已無可搖晃的豎立在陳醫師心版上，而秉性仁慈的陳醫師，只有默默背起他的十字架，直到今日，老醫生想起當年「原爆」仍生氣的說：「軍國發動戰爭，廣島、長崎兩地死亡逾50萬人，這裡面多數是無辜子女，平民百姓當替死鬼，像我的妻兒只是暫居日本，竟死於原爆！」老醫生眼睛含淚，接著說：「當今日本東北因地震、海嘯、核電外洩，已造成3萬多人死亡，卻仍放任核電廠林立，比較德國政府於最近宣佈（民國100年6月2日）：將於短期內凍結所有核電廠，即使國家經濟困頓也在所不惜。日本卻還猶豫不決，完全未從歷史悲劇學到教訓。難道東北福島人，僅因位處偏遠，就該被犧牲嗎？」

　　放眼當今，原爆後60多年，全世界反核運動，似乎聲浪愈來愈小了。「廣島市從1968年開始，就針對世界各地核子試爆進行抗議，總次數達588次。可是印度、巴基斯坦的核爆競賽，伊朗聲稱核子開發最後階段，國際間似已無抑制核武的裁判力量。」[10] 陳新賜醫生常夢見鮮血淋漓，焦化的軀體漂浮在自家附近的游泳池或掛在樹上，哀叫中醒來，也許可歸納於「原爆」症候群。報紙報導：廣

10　引自聯合報，2005年8月6日，A12版。

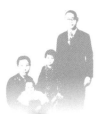

島在憑弔原爆滿60周年時，有名叫島律武夫的男子拿鐵槌，到廣島和平公園搗毀紀念碑，企圖除去碑文中「錯誤」兩字；碑文說日本發動戰爭是一場錯誤。當局已重新修復碑文原狀。島律爲偏激的民族主義者，他破壞碑文上同時刻有23萬死難者名字。69歲，臉部與手臂仍留有原爆傷疤的小松說，年輕人過著華衣美食生活，從未經歷戰爭苦痛，甚至認爲「原爆與他們經驗無關」，小松憂心，這種趨勢可能導致60年前歷史重演。[11]

日本從二戰的廢墟中站起來，躋身世界強國，唯這個國家卻未反省二戰的罪惡，所有教科書對二戰皆避重就輕，或略而不提。包括筆者日本友人，較年輕一代皆表示：不清楚太平洋戰爭始末，更不知中、日八年抗戰如七三一細菌活體人實驗部隊，南京大屠殺等劣行。筆者有充分的理由證明：日文部省在編寫教科書上，有關上述議題，均採迴避模糊帶過，難怪文學家大江健三郎呼籲：「日本如不對二戰時，對亞洲受侵略的國家，提出道歉和實質的賠償，日本歷史永遠是殘障的。」並拒絕天皇頒發文化獎章。

另大江在其名著《沖繩札記》指出：「那個小小島國強權開發核武器，試圖將導彈指向廣闊大陸……然後沖繩比日本更爲狹小，與中國更接近，幾乎全島裸露，爲何

11　同注10。

作爲美軍核基地，在恐怖升級中起著重大作用？」[12] 他覺得：這核基地能發揮抑制力量的話，那在對方反擊中，他們也清楚知道，沖繩民眾將會被毀滅，成爲廉價犧牲品，配置在此核武正威脅沖繩人自己生存。形勢如此明顯，唯日本政府在乎嗎？所以『反核反核』只是嚷嚷而已，誰也不用認眞。

返鄉收拾生命傷口

昭和20年（1945）9月，陳新賜與在廣島尾道市一家醫院任職的弟弟，重逢。兩人擁抱痛哭，離鄉背井到日本留學，正巧，原子彈洗劫廣島、長崎兩市；處於遙遠的美濃故鄉，家人看到長崎醫大師生幾乎全遭滅亡新聞，全家人圍抱痛哭，一面喃喃：怎麼那樣不幸，一個在廣島，一個在長崎醫大，兩個漂流異國的兒子，消息渺茫，會否遭逢不幸？全家人都不敢往下想，鄰居、親友紛紛來探問消息及安慰……。遠在廣島的兩兄弟，決定聯袂趕回台灣。

當陳新賜向弟弟訴說妻小全喪生原爆時，胞弟二話不說，緊抱著他，淚流滿面。彷彿昔日居家的影像、聲音、感官，歷歷如繪的回到眼前，妻兒只是一個轉身，向遙遠的國度走去，向長崎海的水平面輕渡。

很多時候，對悲愴深重的人而言，生命如「疊影」在

---

12 大江健三郎著，陳言譯，《沖繩札記》，台北，聯經出版公司，2009年10月，頁65～66。

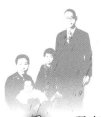

現實與過往間穿流，甚至於重生，如普魯斯特「逆出式記憶」，借由聲音、影像、味道而生，注重瞬間和直覺的經驗，而突然湧現的圖像，是最眞實而深刻的記憶。何況隨身帶著妻兒骨灰的陳新賜，依台灣風俗：人死了，三魂七魄還在，要時時唸阿彌陀佛。甚至於每轉個彎，坐車、坐船或火車，一定要呼喚：過橋呀，上車等，否則他們的遊魂，幽靈，便無家可歸的漂流，找不到回鄉的路。故每走過一個港灣，灰濛濛的海，輪船已消失不見，而作爲父親陳新賜仍然要默念：「愛妻、孩子，跨過人間的苦難吧！這樣就不用怕黑夜了。明天，或者後天，我們將回到南方的菸樓，永安橋的伯公壇……。」陳新賜唸著，悲哀很靜，像海一般的陷落。

女兒秋香，兒子崑玉，在原爆下死亡，在母親懷抱裡死去，從此無法吸吮母親的奶水，陳新賜醫生與弟弟陳新連呵護著僅餘的一點骨灰，越過生命的激流，回返美濃原鄉。回憶中：女兒秋香是永生的天鵝，看那頸部，完美、優柔、似陶瓷女孩；而幼小的崑玉，小額頭光滑、明亮、飽滿，這麼有福氣的孩子，怎麼一聲都沒叫，就如蒸騰的水氣，與雲彩、煙嵐在人間蒸發。「回到美濃，我們最初的居地，那裡沒有人會傷害我們的。」感傷的陳新賜醫生，一路告訴自己，也安慰妻兒。人歸何處？人歸何處青山在。窗外是一片細瘦的苦苓，終於到家了，……

個性木訥的陳新賜回到台灣，長期爲幻覺、失眠所苦，他還是無法泯除這些恐怖的影像，那記憶中的「死亡

之城」，高溫地熱追趕的地獄之城，熱波望風披靡的推拓，所有擋路的樹、人瞬間化為烏有。多年來，陳醫師不肯談論原爆親身經歷，原因是：妻、女兒、兒子均喪命原爆，他們皮開肉綻、頭髮、眼臉已焦。每想起那剎那的人間煉獄，內心便長長的嗚咽，感傷良久，非身歷其境的人是難以體會的啊！可能是重大的創傷所致，陳醫師回台後，對一切事物均提不起勁，常遙望遠方或躲在書房裡，足不出戶，等同被世界遺棄，或者他關閉自己。

據史料載：原爆餘生的婦女，她們在漫長歲月中，一直承受烙印與恥辱，婦女尤其不容易結婚生子。原爆時只有16歲絹子表示：「有人曾經稱呼和我一樣的女性為『原爆女孩』，他們甚至於說：不知道她們會生下什麼怪胎。也有人說，原爆產生的輻射會代代相傳，或有傳染性。」原爆除了滅絕多數無辜的生靈，幸而未死者，卻須忍受著

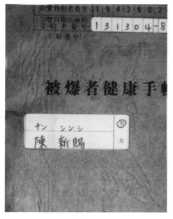

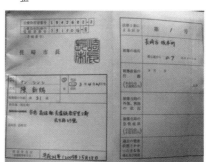

■ 長崎市政府幾年前頒給陳新賜醫師的健康手帳，每月支付新台幣9千元整。

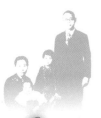

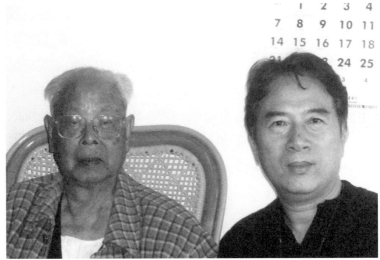

■ 筆者拜訪美濃陳新賜醫師，重回長崎原爆現場。

旁人異樣的眼光、歧視；像絹子嫁給一名加拿大人前、曾
多次自殺未遂；原爆使她一隻眼睛爆裂，並在她體內留
下數百碎片。她母親曾遮住一切會反映面影的東西，以免
她瞥見自己嚴重扭曲、變形的臉，絹子接受過多次外科
手術[13]。如此變形的臉，讓她一生受盡折磨。足見身心受
創，往往需掙扎一輩子呀！

---

13 引自聯合報，2005年8月7日，A6版。

◎農曆年盟約

故鄉顏彩消退戰爭的懼怕

> 幸福不是一切,人活著還有責任。
>
> ——A・卡繆

陳新賜伏在夥房的木窗前,田野上的菸葉,於晨曦的光影中搖曳。離家十多年,美濃由日據至台灣光復,許多田頭田尾的「伯公」(按:俗稱土地公)竟慢慢出現,跟年少立志出鄉關的陳新賜,產生生命疊影。他由過度的悲

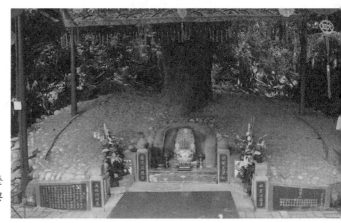

■ 伯公已有百年歷史,其風水造型與閩南聚落不同。

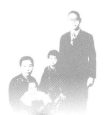

傷,進而找到童年熟悉符碼,如橫街裡飄來陣陣的粄條香味。這種家鄉味即由面帕粄切成條狀,米漿壓成平板熟蒸,晾起陰乾,放入豬油、爆蔥、豆芽菜、肉絲,即可食用。粄條、紙傘、菸樓均是美濃代名詞。

此外,陳醫師更找到紅磚砌成的菸樓,它像魔術師經常出現夢中或清醒中。在長崎醫大時,想起菸樓灶門,將寒冷的多天烤得紅通通的,24小時添加柴火;深夜由親友

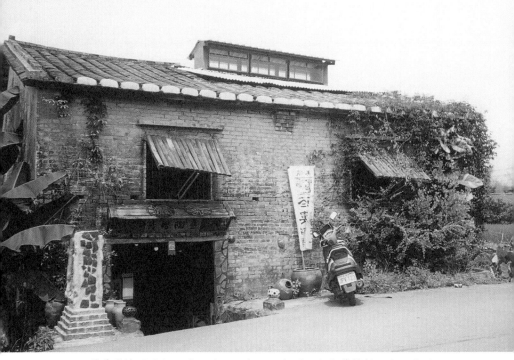

■ 美濃菸樓運用印土磚、砂石、水泥、木頭、白灰等材料,由泥水匠、木匠共同建構,頂上的通風窗採大阪式建築,已成爲美濃人生命印記。

陪伴聊天，或煮地瓜湯止餓消暑，一幕幕的回憶，在異鄉的晚上相逢，真是幾番魂夢與君同。很奇怪，少時與同伴上菸架、下菸葉、封菸頭，沙土包幼苗情景，似深井浮現於異國夜晚，不因距離而淡遠……雖然陳醫師令尊陳保貴也是醫生，唯他們不種田，卻深愛美濃莊民，故菸樓始終不離不棄，召喚他們的感情；如同燻一座菸葉，5、6天不能斷火，那種情感是有溫度的。

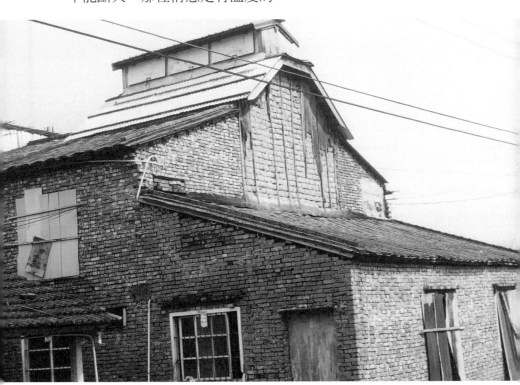

■ 自日治時期，美濃鎮民即以菸樓養家，不少父母並藉這一筆穩定的收入，栽培兒女讀上更高學府，昔日有「三步一菸樓，五步飄煙繞」之稱，如今已剩不到一百棟了。

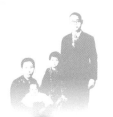

如今返台，手執香火踱過寺簷，始發現：菸樓似三島
由紀夫的《金閣寺》，那座金壁輝煌的京都寺廟，曾被和
尚溝口火焚、幻滅，又重建，卻在緊要關頭矗立於作者心
中，象徵永恆須靠毀滅來保護，荒謬卻令人無法反駁的事
實。記憶底根源，來自祖先生命之屋，在兒時煤油燈正廳
旁，皆有傾斜的歷史之影，回來探探童年聲影，算是我們
對時光僅有的召喚。陳新賜的「菸樓」，不須靠毀滅來支
撐他的有形物，他靠著回憶勾連，浮出跳躍影像，任時光
流走、消退，秉持美濃人對菸樓灼灼光焰，故鄉的顏彩，
即長駐於心。當美濃的多元文物，進入陳新賜內在場域，
漸漸，他對戰爭的話題，似乎並不那麼懼怕，反有著較寬
厚胸襟去面對。

　　父親陳保貴醫生，有氣喘症，也許是行醫時日夜操勞
所致，日趨嚴重，那喘氣不暢，幾陷窒息的音聲，令人不
忍，恨不得代替他受苦。就在此時，陳新賜醫生在父親鼓
勵下，於美濃第一街，永安路，承接他的醫療業務。

　　我們看到原鄉人秉遵傳統「祖在家，神在廟」的理
念，特別設立祠堂、祠聯祭祀祖先，屬於內堂屋的歷代祖
牌，神龕雕刻精巧，檀香嬝嬝，宛如祖先高座堂上。陳醫
師守著傳統家屋，在合院的空間組群，堅持世代耕讀傳
家，視祭祖如服侍活人一般，表現「永世的生命懸念」，
不為世染，不為寂滯。

初二必回亡妻娘家的孝心

　　陳醫師後來經由媒人介紹，乃與同村的劉苑菊小姐結婚。陳醫師雖然再婚，但他委婉向妻說：「每年初二回娘家，你自己回去，我前妻與一雙兒女死於原爆，我有罪惡感，必須回岳父母家陪他們。」新婚妻子還鼓勵他：「每個孩子都是父母心頭一塊肉，她們無緣回家，死在他鄉，我支持你的仁慈和孝心。」

　　每年，陳新賜醫師都準時回老丈人家，伴手禮也煞費苦心，因美濃特產對兩老不稀奇，他都託人或自己跑到高雄市採購，例如：臘肉、日製鹹鰱魚、進口水果（如青森

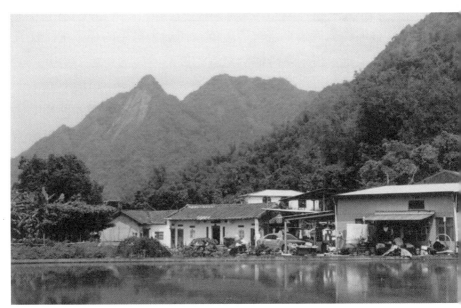

■ 山水縈繞的美濃客家聚落。

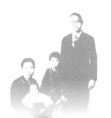

縣新鮮蘋果），或本地比較稀少食品⋯⋯等。備妥禮品後，陳醫師想到一個人回岳父母家，不僅易觸發彼此傷感，而且大庭院裡只有「我」孤身拜訪，倍覺蒼涼，所以私下招兵買馬，他跟四名子女說：「誰要跟阿爸回另一個阿婆家？」語畢，四個孩子眼神漠然，似乎缺乏誘因。當父親強調：「跟我去外婆家的可以收兩份壓歲錢哦，你們不想去嗎？」

　　果然重賞之下必有勇夫，現已擔任中山醫學大學校長陳家玉，猶滿懷童真的告訴筆者：「我們四個小朋友，大都陪著爸爸回阿婆家，在物質缺乏的年代，要買個糖果已不容易，如果有雙份壓歲錢，實在夠開心啊！」陳校長回到童年，回想曾經清貧、簡樸的歲月，如今奮鬥有成，不負陳氏家族的期許。原配的父母對著再婚的孫子，一樣又擁又抱，幾乎不分他們是誰的孩子。

　　無論從什麼觀點看，美濃均相當封閉，自成一格，尤其在親戚關係的網絡上，美濃人已到人親土親的地步；尤其是兄弟分家之後，姻親佔有特殊的地位，客家人聚集的地方，親戚關係往往盤根錯結。觀察美濃與鄰近六堆聚落，未形成綿密的通婚關係，除著濃溪的天然屏障阻絕外，經濟上的區隔效果亦不容小視。筆者媳婦是美濃龍肚人，每年跟她回娘家，雖然地方不大，庭院卻擺滿十幾桌，他們利用傳統大鑊灶，熬煮「冬瓜烘」，大概熬煮二小時左右。不分親疏遠近，統統當跑腿，人人臉上掛著微笑，展現家族聚落的凝聚力，與懷舊的傳統感情。

堂前岳婿相談歡

陳新賜醫生在原配家，陪岳父母做紅龜糕、包肉粽，讓夥房不致因女兒、孫子缺席而顯得空蕩。酷愛古典詩詞，喜歡吟詩作對的陳醫師，由於生性素樸、簡約，始終以畫家齊白石自況，「到老莫嫌風味薄，自煨牛糞火爐香」，不吃過度料理的美食，作爲養生指標。爲了助興，陳醫師提議：「岳父大人，今是難得農曆年，我想陪您喝幾杯，順便吟詠幾首詩，作爲新春祝福……」未久，岳父眼睛一亮的回：「阮女婿最懂老人家『輕重』（按：喜好），難得嘗多瓜烘，炒芹燒筍、自是人生一樂也。」

心細如髮的陳醫師，自文人畫詩稿，看過齊白石一帖「獨酌」。花雕一罈，蟹螯零亂，杯盤狼藉，卻不見一個人影，那種繁華落盡，一人獨立蒼茫，頗有馬致遠似的孤零、傷感：「古道、西風、瘦馬，夕陽西下，斷腸人在天涯」的寂寥。爲了不讓岳父「獨酌」，對命喪長崎的女兒傷感，陳醫師隨興吟誦：

「稼穡晚歸襤褸身，趕來車上落泥塵。憑姿莫視爲卑賤，猶是一家念裡人。」詩的靈感源自乘晚班客車，見一農人上車描述。並以邊塞詩：「可憐無定河邊骨，疑是深閨夢裡人。」來轉化他對窮苦農民深切關懷，襤褸、泥塵、卑微的農民都是一家人，不可加以輕視。精通國、台語，更能講英、日、德、西班牙四國語言，陳醫師有國際視野，唯自認美濃鄉下人，關心粳稻熟苦遲，霜來如雨

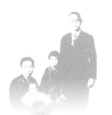

瀉，不忍稻穗臥青泥，汗水浹背載入市，價賤豈未傷，賣牛納稅等農村苦況。從日據到台灣光復，總督府及商人的剝削，由於出生於大正3年（1914），經歷日本殖民統治，及後殖民統治，對於民間疾苦的感受尤為敏銳。

陳新賜繼承父親的醫療家業，半夜摸黑急診，病患氣喘聲，鄰居阿棟伯乾咳，庭院母雞輕聲咯咯叫，客家夥房祖宗牌桌上檀香，庭院香蕉串串光影、陰影交纏，他用手輕輕一堆，便能與故鄉的情感聯結了，似一道睽違多年心門，連結生命過往與現在，即使到死，他對前妻的愛也不會改變，永誌雙手緊握，身體緊擁的感覺。

閑聊中，「聽說最近記帳、欠錢的很多……，」岳父關心的問。「咱莊內因收成不穩定，糧價雜作也無保障價格，加上春夏秋冬的節氣，也影響農民收入……。」陳醫師極力為村民說理由，想著桌內好幾本藍皮記帳簿，他確實也感嘆：鄉下醫師難為，想賺大錢那就不必下鄉了。

陳新賜醫生安慰岳丈：「本來就是要回報鄉人的，否則又何必搬回鄉下？我在長崎醫大的老師，永井隆，他的妻子死於原爆，自己也因放射研感染白血病，卻兩度對祖國（中國）救助，救助日本侵華被傷害的中國軍民，一生投入原爆反省、反戰，40多歲英年早逝……，這種超越國籍之愛，視病如親，就是我們當醫生的典範呀！」

岳丈、女婿處於堂前有蕉風、牆外有刺竹，堂後有石榴樹，隙地有石磨洗衣槽；室前有葵花、萱花、指甲花，兩人喜好接近，相談甚歡。再婚的孩子傳玉、碧香、家玉

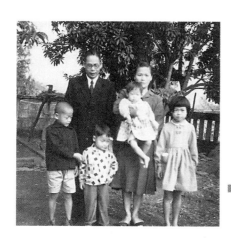

■ 民國45年（1956）陳新賜醫師夫婦與二男二女合影；左二穿花格子為陳家玉教授。

在庭院烤地瓜、灌蟋蟀；日暮，森林裡的鳥群，鼓動翅膀飛起，朝雙溪黃蝶谷方向，熱帶園林如帝綸、大葉桃花心木、雷君木、柚木、鐵刀樹直挺挺身影，形成綿密樹林，成美濃人心中溫柔、茂密淨土。

　　也許，A・卡謬說得好：「幸福不是一切，人活著還有責任。」自長崎原爆奪走妻、女兒、兒子寶貴生命後，陳新賜第一時間帶他們返台，歸於陳醫師建造的祖墳裡，讓她們的幽靈返鄉，不在境外漂泊。原只是伴讀，只是一家四口的團圓，小小的幸福與滿足，沒想到一場世紀災難「原爆」，竟奪走三條無辜生命，成為記憶之影，映像之影，哀傷之影。既然幸福在人間的投射和想像裡，已是不可能的構圖，陳醫師想藉「餘生」，為岳父母略盡孝心。除過年回前妻家，平日遇有珍稀食品或聽聞岳丈岳母有恙，即急如星火的趕去探視、診治，懸念於心。

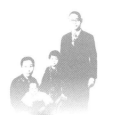

一場永世的盟約

　　每年，陳新賜醫師似候鳥，季節一到便束裝回岳父母家「過冬」，陪老丈人過農曆年，陪他們圍爐、拜天公爐，大家表面上都很「開心」，唯不敢觸及「原爆之痛」；小孩從廳堂跑到左右護龍，孩子的喧鬧聲，無憂無慮的笑聲，遮掩人間的苦難和不幸。

　　陳醫師看著大夥成天吃吃喝喝，即提議岳父母到「雙溪熱帶樹林」散步，欣賞日治時期，昭和10年（1935）設立的熱帶林園。據說：它們大半來自中南半島、南美、非

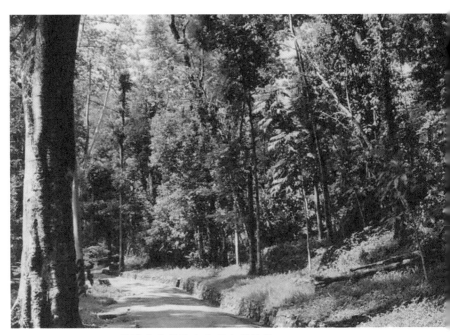

■ 美濃熱帶原林有各種南洋植被。

洲等地，多物種生態下，每逢春夏秋冬，落葉繽紛，各式種子也乘著風的翅膀飄飛。當時引進苗木計270種，如今尚存96種外來樹種；置身林間，樹形優美，樹木伸向藍天白雲，綠影流滿花格子襯衫。

　　孝心和貼心的陳新賜醫生，由於長崎醫大及醫生背景，一向講究養生，力行簡樸，精於古典詩歌，他常告誡孩子：「世界上沒有不美麗的事物，只有不美的眼睛，和不聽使喚的手。」每當他看到林木如畫，便情不自禁的低吟：「偶來松樹下，高枕石頭眠，山中無曆日，寒盡不知年。」這是一首唐朝太上隱者的五絕，其實也是日人留給美濃的文化資產（即使有軍事上功能）。陳新賜逗留多時，曾吟詠〈山水遊〉：「移路羊腸隨谷轉，兩邊清翠聳添濃，塵囂遠隔親山水，偶聽深林隱寺鐘。」陳醫師把深林傳出幽微鐘聲，千葉於風中堆移，好一幅雲淡風輕，翠葉投映之美，寫進字裡行間；猶如大阪市立美術館收藏〈趙左竹院逢僧圖〉：「終日昏昏醉夢間，忽聞春盡強登山。偶過竹院逢僧話，又得浮生半日閒。」在樹林竹影互換中，帶給人超現實的夢境。

　　一個人能掙脫自己的牢籠，與大自然形影相隨，便能體悟星空下真實情境，如17世紀巴斯葛名言：「天空是無限的、永恆的、沉默的、我在它之下，只有感到害怕，在它之下，我什麼都沒有。」對於蟄居美濃陳新賜醫生而言，登山便是一種溫柔的運動，是一種從容，如陶淵明於〈歸去來辭〉之「撫孤松而盤桓」，悠然神往於安適天地

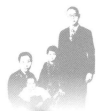

間；陪著老岳父神遊於「竹頭角熱帶樹林」，靜聽溪鳥「溪鳥」鳴叫，悠長一聲，解除了緊揪的心。這使得醫師陳新賜想起昔日遊故宮的圖像，馬和之的「閑忙圖」，畫一老漁翁，在河畔織草屨，魚簍斜靠樹幹，一片安適靜定，對當今窮忙的人，提供生活的選項。另故宮有幅明代〈閑看兒童捉柳花〉，同樣是忙中取靜，讓生活步調慢下來，而非旋轉的腳板，穿梭於職場與市街。陳新賜醫師每年陪岳父母雲遊雙溪——黃蝶谷、熱帶植物林，除了尋找唐宋詩家「山山黃葉飛」的詩境，也想重溫杜工部「萬籟直笙竽，秋色正瀟洒」過華清宮的竹韻，原來美濃的園林皆為文章，都成陳醫師胸中塊壘。

我們翻讀陳醫師詩集，如〈青蛙撲鳥〉：「忽停水鳥數低枝，適遇青蛙在下時；兩步跳來撲上去，羽毛散落亂飛馳。」水鳥駐足、青蛙快速出手，致羽毛飛散，對小動作觀察敏銳。〈避暑〉：「不耐頻頻暑氣傷，林蔭泉畔覓清涼；人間竟有糊塗輩，偏愛趨炎附熱狂。」此詩明寫暑氣逼人，欲尋清泉石上流，紅葉掛林梢。下一段即暗諷人間趨炎附勢之輩，不敢「行到水窮處，坐看雲起時」，靜聽秋天的聲音，反是行屍走肉，巴結權貴，任令生命成瘤癌的載體。把人間看透了，把自己交付給大自然的生機無限。

另陳新賜有不少詩篇詠美濃風光，如「濃山環繞望茫茫，萬頃禾田雨季黃；菸煙茂期添綠秀，四時無限好風光。」，如〈秋日黃蝶翠谷遊〉：「此去原知不合時，偏趨黃蝶谷中追，相逢盡是觀光客，黃蝶雖無翠谷宜。」詩

人醫生明知來得不適時，黃蝶無蹤，唯翠谷相伴也是不錯
的選擇，進退皆宜，不以特定蛾蝶作為遊山指標，誰言：
山不可無泉，花不可無蝶？尋幽訪勝只取山水清音，如一
棵樹融入永恆，至於有無黃蝶已無關風與月了。不是嗎？

　　每年，陳新賜至岳丈家請安、相伴，一直到岳父母往
生，他才終止回岳父家。這是一場永世的盟約，就如原爆
現場，妻子、女兒、男孩統統倒臥租房，他把妻小骨灰帶
回美濃，「悠悠生死別經年，魂魄不曾來入夢。」白居易
在長恨歌的詠嘆，深情的陳醫師更盼「在天願做比翼鳥，
在地願為連理枝」，他把祖墳打掃乾淨，企盼闔家團圓，
天上、人間在詩人的想像裡，那是沒有距離的，也是生死
如一。

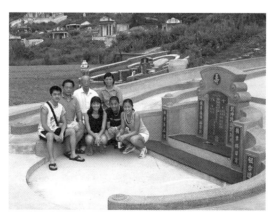

■ 陳新賜醫師與長子傳玉、次女素香及家人，合
　影於祖墳風水前，醫師認為：生與死皆須妥為
　安頓、陰陽各有自己天地。

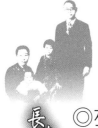

◎左營軍醫的日子

中尉醫官發揮耐性

台灣光復後，許多山地、海邊百姓生活困苦，民眾普通因營養不良，衍生不少疾病，政府仍徵召各地醫生，赴偏遠地區進行義診。據陳新賜的回憶，他在長崎醫大的同學楊友香、住嘉義的王文其都被徵召。

陳新賜隸屬海軍左營軍區，診療對象爲眷村子弟及海軍士、官、兵。每日醒來，還不到八點，外面軍醫所即排滿候診民眾，及流著濃黃鼻涕，滿頭疥瘡的小孩。中尉醫

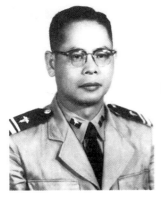

■ 民國41年（1952）陳醫師被國府徵調當軍醫，分配到左營眷村服役；其長崎醫大同學王文其，則分派屏東潮州鄉村。由於彼時台民窮困、醫療資源匱乏，他們協助退守台灣國府，進行基層醫療。陳醫師官拜中尉、神采飛揚服役半年，即解甲返鄉。

官發揮耐性，細心為他們看診，對於施藥時紅包、白包、藥水的服用，亦一一叮嚀，先後順序。戰後初期，由於政治、社會的動盪不安，加上二二八事件帶來的陰影，使得民國38年（1949）隨國府遷台的外省人，與本省人有相對的不信任感。一般家庭貫以「寄藥包仔」方式，作簡易的自診自療，奉行「小病要忍，大病要忍，急病要滾」的認命，非到忍無可忍，絕不輕易上診所。

由於長年診療經驗，病患從日本人到美濃客家鄉親、外省人，因語言流利，並無疏離感。唯台灣光復後，一般民眾對西醫較無正確觀念，據陳醫師表示：一般民眾以為光復就是復古，以飲漢藥、草藥為主，甚至將乩童、神明當國粹發揚。另外，國府援引大陸舊法施行台灣，舉辦許多甄訓、考試，致醫師證明滿天飛，甚至於連藥店員、獸醫一夜間可變成合格醫師，故醫師水平良莠不齊。在左營軍港病患很多，由於藥品大多美軍援助，在品質上確有不錯療效。許多官兵及家眷，看到陳醫師和善的笑臉，耐心的解釋病情、莫不報以感激的眼神，尤其他們對陳新賜醫師流暢的北京話，更是佩服。當他們獲悉陳醫師系長崎醫大的高材生，卻能與病人脈搏共起伏，感佩他深具庶民性格，經常將大江南北口味，如廣東粥、麻婆豆腐、宮保雞丁等港式、川味料理，端到營區給陳醫官加菜；醫病之間僅靠誠心相待，就有意想不到的效果。

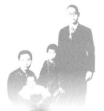

獲得病患信任和感激

在左營眷村裡，雖然來自南腔北調，各省籍皆有，唯精準的手術，更是獲得病患信任和感激的捷徑。陳醫師曾舉開盲腸爲例：割盲腸是簡單的手術，但細長手指按著既定順序，毫無差錯的靈敏運作，開刀時無半點遲疑的表情，或傷口開得小的技術，都直接影響患者觀感。因病患多的緣故，晚上仍須排班看診，陳醫師沖杯濃茶，往往從熱騰騰，轉爲微涼的茶水了（很長時間無法歇息）。營區中山室一片沉寂，四周昏暗，偶聞澤蛙、蟋蟀叫聲，自營區傳來，給大地一點浪漫樂章；通常，只有壁上一盞昏黃壁燈，放著微弱的燈光，照著營區稀疏樹影。

精通四國語言的陳醫師，雖爲臨床外科醫生，唯酷好唐詩宋詞，承襲父親陳保貴醫師的翰墨大觀，縱情詩文，是位文人氣質非常濃厚的人。而官僚與文人，卻是兩種根本不同的人物。官僚重視利害，文人耽於想像；政治離不開權術，需要客觀冷靜，而文人則一腔熱情，但求發洩，官僚必然看不起文人，如歷史上孔文仲死後，呂公著也背後罵蘇軾爲「浮薄之輩」，相當看不起文人。

也許醫生詩人陳新賜未涉官場，不會被官僚體系踐踏，可謂：倖哉幸哉！擔任左營軍區中尉醫官約半年時間，終於解甲返鄉。陳醫生回顧這段軍旅生涯，雖然短暫，卻很驕傲；他說：長崎原爆救護不少日本災民，唯獨救不了自己妻小，她們瞬間死於原爆，造成自己永世傷

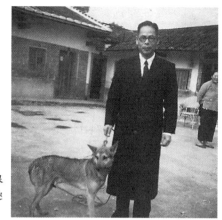

■ 小鎮醫師陳新賜閒暇溜著狼
　狗，爲單調生活憑添一點趣
　味。

痛；陳醫師清清喉嚨道：「那情形有如人間煉獄。我曾說
給年輕學生聽，可惜學生無動於衷，這也不怪他們，本來
苦難就很容易忘掉，何況已過60多年歷史檔案，如何叫下
一代有切身之痛？台灣光復後，約民國41年（1952），蒙
政府徵召有機會爲軍人、眷村、百姓治病，讓他們在清貧
日子，不受病痛之苦；總之，能直接服務自己同胞，而且
是義診，是我這輩子當醫師最大榮耀啊！」

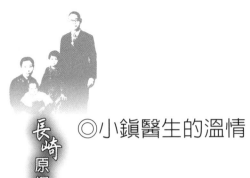

長崎
原爆

◎小鎮醫生的溫情

目睹底層人民的歷史變遷

　　位於美濃第一街，永安街，是陳新賜醫師診所開設之地，也是美濃小鎮首度接觸殖民文化的老街。明治33年（1900）創立美濃公學校，從昭和20年（1945）9月返鄉執業，這一條老街先後在日人徵收民地後，「興建庄役場（注：鄉公所）、警察官吏派出所、信用組合、美濃橋……等，也許我們不喜歡日本人的高壓統治，但其建築日式及西洋風格混搭，也爲永安街增添異國風味。」[14] 陳醫師走過兩個時代，也以99歲高齡，目睹「底層人民的歷史變遷」，從日本到國府，集體記憶的解構及建構，有很多時刻如魔幻的流轉，最後沉降於心的，只有美濃大夥房、菸樓、粄條、伯公壇、東門樓等不朽的印記，一一封存在人們記憶裡，這種經歷時光淘洗、族群勞動力、集體美的嚮往，夥房組群，半月池風水，藏風聚氣的風水佳地，皆封存於客族人古老記憶裡，直至今日，宅後的化胎

14　引自《美濃鎮志》，高雄，1997年4月，頁1152。

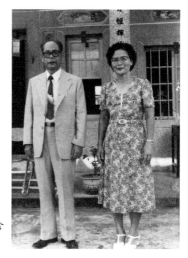

■ 陳新賜醫師與妻共同經營美濃診
所，兒女的前途也極優異。

與半月池活水，仍是美濃人信而不疑的太極兩儀（陰陽相
生）。

記得《戰地春夢》（A Faremecc to arms）海明威寫
道：「我總是被神聖、光榮、徒勞這些字眼弄得很難堪。
已經好久了，而我沒見過一件神聖的事，而光榮的事並不
光榮，而犧牲就像芝加哥的屠宰場……，比起具體的鄉村
名字、街道數目、河流名字，簡直是一種褻瀆。」[15] 足見
抽象的神聖、榮譽字眼，往往威權崩毀後消失，反而夜雨
敲窗，故鄉的田園生活才顯雋永，如蘇軾〈病中遊祖塔
院〉詩：「紫李黃瓜春路香……閉門野寺山陰轉，倚枕風
軒客夢長……」路旁黃瓜飄香，閉門野寺、松柏常陰，才

15　威廉‧白瑞德著，彭鏡喜譯，《非理性的人》，台北，志文出版社，1969年12
　　月，頁43。

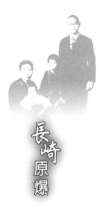

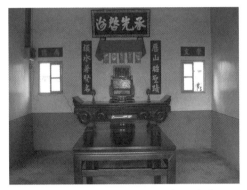

■ 陳新賜醫師祖堂，公媽龕下有龍神香位，
　每日上香敬茶供奉，不使祖堂香火斷絕。

是庶民共同記憶呀！

　　陳醫師曾告訴筆者，自己對美濃家鄉有無限的懷念
——它的典雅、樸實、不忙不迫，從容自在。這使我想起
馬奎斯的傑作《百年孤寂》：「我時常清楚地記得的並不
是人，而是從前我與外祖父一塊住過的亞拉卡塔小鎮的老
宅院。我現在每天睡覺的時候，都有一種夢幻的感覺，似
乎自己依然身處那所令人魂牽夢縈的宅院。」作者自承：
所謂「魔幻」從表面看也許是神奇、虛幻，實際它卻是哥
倫比亞乃至拉丁美洲的基本事實。故1982年諾貝爾文學獎
給他的理由：「像其他重要的拉丁美洲作家，馬奎斯永遠
為貧窮弱小的人請命，勇敢反抗內部的壓迫與外來的剝
削，巧妙地揉合虛幻與現實……。」[16]

16　馬奎斯著，楊耐冬譯，《百年孤寂》，台北，志文出版社，2004年10月，頁
　　14。

24小時無休狀態的守護神

　　守著陽光、守著美濃鄉親、守著永安街，守著陳新賜診所，於40、50年代，除了重病外送，陳醫師負責鎮上醫療巡診，一部日本原裝進口本田機車，陪他深入龍肚山區、作家鍾理和笠山農場、各村夥房與祖堂，看診。

　　對客家聚落、夥房有深入研究的老醫師告訴筆者：我們客家夥房有嚴謹家族父系血緣，與財產傳承關係。夥房大到40個單位，小至10來個，家族成員每年端午節、中元節或春節，像流星自天涯海角趕集，一個城市接一個城市流轉，也要趕回祠堂祭祖，代表族人傳承夥房集體記憶。據筆者所知：客家人指涉三合院、四合院、或其他更龐雜合院建築，以「夥房」稱之，其思考基點在於人的本體位置，有房無人，就不算夥房啊。從歷史分水嶺看，客家人有多次民族大遷徙，在閩、粵、贛、桂等地定居後，出於落葉歸根的精神訴求，並感念祖先南遷創業之艱苦，而透過祠堂『尋根』，不能忘記祖先來處。

　　陳新賜承襲父親陳保貴醫生館，於美濃公學校前方開業，即今日永安街。前已提及：由於鎮上出入不便，他的診所幾乎24小時無休狀態，只要民眾有需要，再晚也得走。從點煤油、電土燈、手電筒深入各庄頭，自詡為鄉親的守護神，故除到診所看病，往診是少不了差事。

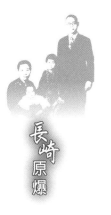
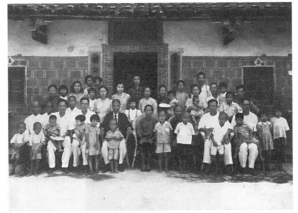

■ 前排中穿西服領帶者爲總督府醫學校畢業陳保貴，
帶領四個醫生兒子與眾孫子於美濃大宅院合影，彰
顯客家原鄉家族凝聚力。

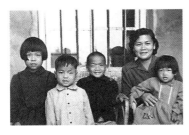

■ 陳新賜醫師夫人劉苑菊與4名子
女居家樂。左二爲中山醫大校長
陳家玉幼年照。攝於民國47年
（1958）。

成就庶民文化性格

　　小鎮醫生儘管忙碌，幸虧返台後再娶的夫人劉苑菊，
生了二男二女，分別是長子陳傳玉、次子陳家玉及兩個女
兒。他們在父母良好身教下，在職場上皆也有傑出表現，

容後再敘。讀者一定很想知道，陳醫生在歲月移動中，如何成就庶民文化性格，性格如何反映生命的韻律？關於這問題筆者也很好奇。

陳醫師由於源自父親對古典詩詞的投入，一生基業不是看病，就是讀詩、寫詩，如今由徐正光教授總纂的《美濃鎮志》，古典文學篇亦羅列其詩詞，並給予歷史評價。出生客家子弟，昭和20年（1945）長崎原爆，燬了一家三口，讓青春歲月有悲愴印記，體悟生命無常與有限；天命既有不可逾越之處，卻因謙遜、追求詩質化的美學，開展靈魂另一面視窗。原來陳醫師把詩詞美學，作為跨越人間苦難，開展高雅生命視野的橋樑，尤以美濃笠山、雙溪、東門樓、大小寺廟，皆有他題詩作對，在古典詩的質量上，並不遜於其父作品。

可能長期對庶民文化投入，陳醫師篤信客家化胎與土地龍神信仰，筆者看到陳府土地龍神香位設置，除了求人丁興旺，因立於較低牆角，故祭拜時躬身彎腰始能上香，同時也對土地滋生萬物感恩之情；唯目前美濃龍神文化，也跟老夥房改建而逐漸消失，獨具客家土俗如土地龍神、化胎、菸樓也即將失傳。無疑，美濃是目前保留客籍風土，最後一站。

最近幾年客家委員會，賣力行銷客家桐花季，五行石補天、客家美食、山歌對唱，透過媒體「置入性行銷」，確實捲起一些波浪，但很快又歸於沉寂；作為文化觀察者；任何想藉政府力量傳遞族群文化，鮮有成功案例；文

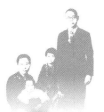

化必來自族人內在辯證與需求，相對其他族群也要給予尊重與祝福，始能維持少數文化精彩度。筆者於民國100年（2011）2月22日，參加國姓鄉奉天宮五色石補天活動，現場請來南投客家協會扮演「天穿日」，由名舞蹈家林世雯編舞，利用五色年糕進行女媧補天，讓客族神話結合民俗祭典詮釋，更深入民間。根據調查：台灣客族除傳統敬天、補天儀式，他們拜天公爐、拜天公塔、三官大帝（天官、地官、水官），處處顯現敬天祭祖情懷，一面是山水，一面是夥房，祈求光宗耀祖、五世其昌的永續家業。

五行石是客家夥房獨特風水表徵，五行石以象形石頭嵌入正面護牆，依五行相生排列，透過化胎將木、火、土、金、水相生之氣，轉化給宅內成員，客家俗諺：「千金門樓，萬金化胎。」顯然，長崎原爆的傷痛，讓陳醫師深感：人生運勢常有波折不順，與無法預料厄運，冥界的保祐不能輕忽。故老醫師無論建構家族風水，安置龍神，庭院化胎（是心中神聖空間），皆相當重視。他相信：每塊土地都有掌管龍脈地氣的神明，直通公廳祖宗牌位，有利於子孫家業發展。這樣慎終追遠，表達前世今生的感情聯結，能以簡單的「迷信」概括嗎？如果還原長崎原爆的悲慘下場，便能體諒渺小人類有不少無力抗拒之事，相信神明能逢凶化吉，也是一種心靈的安慰。

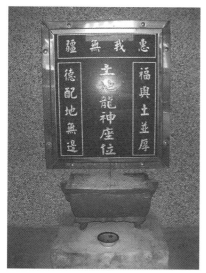

■ 位於祖先牌位下方的土地龍神,立於化胎與公廳交會處,是獨具客家風情傳統文化,現已不多見。

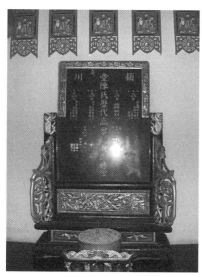

■ 陳府列祖列宗牌位,顯示客家人奉行「神在廟,祖在家」傳統。

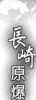

永安街：小鎮醫生的最後靠站

　　70多年來，永安街成為陳新賜最後靠站，他於65歲結束看診；暇時由次子陳家玉教授，帶他四處旅行，與兒孫閒話家常；得空，對著窗外清影、孤星寫詩。秉持「衣食生活所需，山水性情所適」，完成近三百首詩作，詩風含蓄、素雅，使山川生色，令泉石煥彩。

　　自奉甚儉，今已行年99歲，猶經常至美濃老街──永安街散步；走過兩個時代，長崎家小遇難，一無所有，孤身返台，老醫師常至墓園悼念，兩座石碑並列，從目測看高約6尺，是招金、女兒、兒子之墓。醫師於墓園跪下，恭敬合十後，一面愛撫那石頭，徘徊山林，直到夕陽西傾。

　　所有美濃中年以上的莊民，他們於成長過程或多或少，皆被老醫師看診過，經常有不認識鄉親向他打招呼：「陳醫師，還記得小時候被黃牛頂，頭破血流，您縫了10多針止血，差點死掉，多虧醫師救我。」對看病無數的陳醫師，他已無法記得臨床個案，唯對龍肚村被牛角偷襲事件，他記憶猶深：一隻發情赤牛，正在咬番麥（玉米），等男孩靠近竟撒野頂他，血流滿地。如當時無在地醫生，以彼時交通狀況未能即時送到醫院，恐遭不測。

　　老醫師的回憶，證明在地醫生的重要；小鎮醫生把長崎醫大所學，奉獻小鎮聚落，與當今偏遠山鄉、漁村沒有醫生駐診，不得已須由政府提供公費生名額，為這些偏鄉儲備醫療人才；豈知上有政策，下有對策，那些醫學院公費生畢

業之後，透過有錢老婆協助，寧可違約賠款，留在都會開診或上班，把當初史懷哲黑森林行醫理想，全拋在腦後。

相對於長崎醫大高材生陳新賜，勇於回歸鄉里，認同鄉親，簡直不可同日而語。筆者稱之為「小鎮醫生的溫情」，以一輩子歲月守護清貧、勞動的客家鄉親，讓他們遇急難有急救站，有第一時間求援機會，這對4、50年代鄉民，是很大福澤；特別是窮人，他們走投無路（最好不生病），萬一有病，只好賒賬，一次又一次，遇到陳醫師ok啦；如想送都會醫院，口袋沒保證金、他們都會拒收，現實讓人寸步難行啊！各位也許不信，筆者老爸是軍醫退役，早年搬到古坑鄉桂林村山上開業；村民大多數以種桂竹、麻竹、孟宗竹維生，從挖筍子到砍竹子賣，收入微薄（勉強糊口），部分種田雜作，收成也不穩定，故全村賒賬成自然趨勢，我們到藥商補藥只好也往上欠，如此循環，因為大家都窮嘛，只能互相體諒，債務只能等他們農產品收成，例如販賣豬仔、竹材交貨、地瓜、雞鴨交易等等再清償。

位於美濃的祖厝，雖非木構、彩繪、雕刻的官宦之家，但慎終追遠、祭祀祖先、龍神、化胎（石頭），雅好台灣古典詩詞的陳新賜老醫師，仍然以合院建築，磨洗石子的樑柱，在涼蔭的香蕉綠葉下，鳥雀鳴叫，呼應公雞咯咯；古早的洗衣石磨，到處都有光影和陰影的交織。蕉葉下，老醫師踽踽走動著，庭院像記憶一樣幽靜；外傭、大兒子、老醫生守著陽光、守著星月、守著素樸、簡約的生活方式。一代又一代的家庭離散、團圓，皆在老醫生的詩

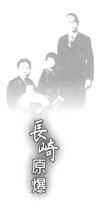

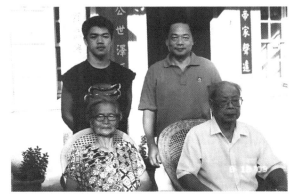

■ 民國95年（2006）長子陳傳玉與兒子自美返台，與
　父母親於美濃祖厝庭院合影。

詞吟唱，得到終極的安頓。自此展開了明治、大正、昭
和、台灣光復、陳保貴父子的詩文，醫術傳家。物事人
非，人間難免，眼前這些山泉流水、寺廟、古蹟、東門樓
的對聯，應可見證他們父子的文采交流吧？至今《美濃鎮
志》，仍然紀錄其父子高雅的詩歌傳承。也許，理想家園
不必「名山吾廬耶」，只要能「持戒」、「捨得」過著清
貧、無慾的生活，就能長壽如陳新賜醫師今年99歲，陪祖
厝人情溫暖的夥房院落，共憶、共榮。

◎傳承
──小兒科權威陳家玉教授

良醫世家，接下醫療第三棒

　　三代良醫，祖父陳保貴，於明治41年（1908）4月15日，自台灣總督府醫學校畢業，校長高木友枝；父親陳新賜醫師，於昭和20年（1945）9月29日，自長崎醫科大學畢業，校長古屋野宏平；孫子陳家玉，於平成元年（1989）3月13日，自日本大學醫學博士畢業，大學總長法學博士高梨公之。在美濃鎮上橫越兩個朝代，祖孫三代個個傑出，實不多見。尤其他們非出身士紳豪門，如台灣五大家族高雄陳家、霧峰林家、鹿港辜家、板橋林家、基隆顏家，但憑藉明治年間祖父受日本教師鼓勵、辛辛苦苦赴台北醫學校就讀，兩年住校，無零用錢回家省親，常孤獨守候校園，有點像出家眾禪房掛單。直到畢業，身無盤纏，一路從旗山走到美濃老家，又累又餓，家庭窮苦，也只能咬緊牙根。唯他突破這一關，為陳家後代子孫點燃一盞燈，一個個通往醫學之路，且青出於藍而勝於藍，代代皆有才人出。

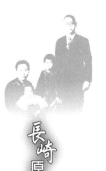

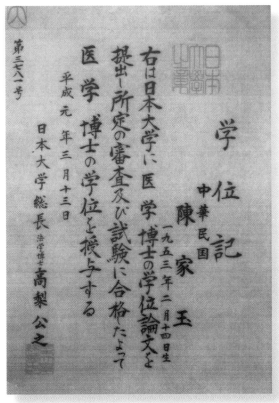

■ 老醫師陳新賜之次子陳家玉，於民國78年
（1989）3月榮獲日本大學醫學博士，接下醫療
第三棒。

　　民國42年（1953）2月14日出生於高雄縣美濃鎮，父
親、祖父皆為內、兒科醫師，陳家玉，5歲至屏東市讀幼
稚園、仁愛國小，小學四年級轉學至高雄市大同國小，小
學畢業，保送高雄市立二中（現前金國中前身），高中就
讀高雄中學。大學考上中山醫學院醫學系，畢業後留在中

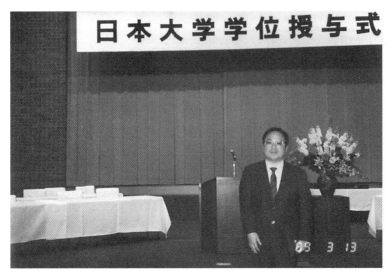

■ 民國78年（1989）3月13日陳家玉醫師榮獲日本大學醫學博士，攝於頒發典禮現場。

山醫學院，擔任附設醫院小兒科任住院醫師、總住院醫師、主治醫師。

　　民國75年至76年（1986～1987）赴日本大學醫學部進修小兒科學、新生兒學。指導教授爲日本大學附屬醫院院長兼小兒科主任，馬場一雄教授及大國眞彥教授。學成歸國前，指導教授告知：論文已具水準，可準備考語學試驗及口試，申請博士學位。民國77年（1988）通過英文、德文語學試驗及口試。民國78年（1989）3月得到日本大學醫學博士學位，時年36歲。

　　37歲時任中山醫學大學小兒部主任職位，3年後兼任附設醫學副院長。據筆者觀察：陳教授於短短兩年時間，

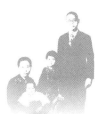

通過英、德文語學試驗,除個人努力,源自令尊陳新賜基因遺傳不少,如其父精通西班牙、英文、德文、日文、北京話,具語言天份。

台灣小兒科權威

民國84年(1995)升等為教授,時年42歲。第二年即赴任中山醫學大學教務長。民國87年(1998)獲選為台灣新生兒科醫學會理事長,並連任一次。民國90年(2001)轉任中山醫學大學醫學院院長,民國91年(2002)轉任中山醫學大學附設醫院總院長。民國93年(2004)獲選為台灣兒童胸腔醫學會理事長,民國93年(2004)8月榮任中

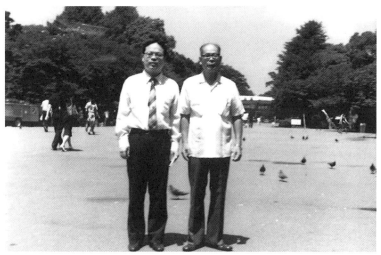

■ 侍親至孝的陳家玉校長(左),利用攻讀日本醫學博士期間,陪同令尊陳新賜醫師同遊上野公園。時間為民國78年(1989)3月。

山醫學大學校長並連任一次。民國93年（2004）也被選為台灣醫學教育學會常務理事。民國99年（2010）校長任期屆滿，轉任中山醫學大學董事。現在主要時間都在指導醫學生、研究所碩、博士班學生、實習醫師、住院醫師、研修醫師。每天生活依舊忙碌，但樂此不疲，精神煥發，甚至比當校長時更覺得充實。

筆者也發現，不當校長的陳教授，每次接受口述訪談，對父親的時代悲愴、小鎮行醫、午夜吟詩填詞、起居生活、三餐飲食、宗教信仰等皆有深度把握，並幫忙收集很多珍貴檔案照片，讓整個訪談、觀照更見深廣度，具體而微的呈露陳校長深厚歷史人文素養。讓我們跟遙遠歷史拔河，較有明確時空路徑，「往事並不如煙」呀！

週六、日若沒醫學會，他都會返回美濃老家陪99歲高齡父親，聊天談地，如二次大戰東京、廣島、長崎原爆及非核轟炸之異同，醫學院實習跟現在有何不同……等話題。由於父子長相酷似，皆屬於二戰前後抵達日本留學，有共同話題，聊起來特別有味。平日由旅美大哥傳玉代為照顧，也請外傭隨身看護，兄弟就個人工作空檔相互支援，一切都ok啦。陳老醫師安慰說：「有子繼承衣缽，且是台灣小兒科權威，我很滿足。」兩人先後留日，算是台灣醫學史上一段佳話。

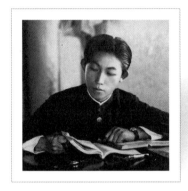

卷二

王文其醫師—— 的鬼門關

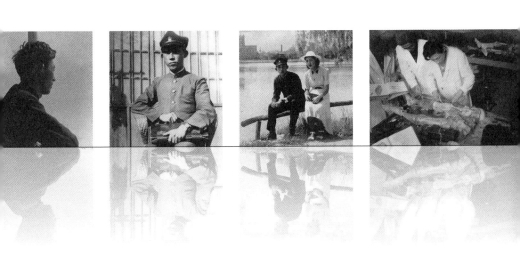

王醫師往病房四周巡視，
外科、婦產科、耳鼻喉科的隔間牆板被炸的遺跡，
在醫院的圍籬內幾株夾竹桃，開出紅、白相間的花朵，
平常看的時候非常美麗，但戰火的摧殘下，
卻覺得紅色花朵像血塊散落在花葉間，
心情的負擔與恐懼，直接影響觀者的「心象」。

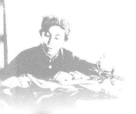

◎佃農囡仔愛讀冊

趁著透早曙光勤讀

　　王文其原住嘉義市西北方，一處叫「北社尾」的農村。三百年來這個地方一直沒有變更過，據傳：康熙年間有王姓墾戶發現當地風水絕佳，返福建帶來家眷拓墾。至今蕭姓供俸保生大帝的保安宮座落在庄頭；王姓所供俸的城隍被入祀王姓宗祠的古蹟建築，內有「開閩第一」、「敬宗之祖」雙匾。小時的王文其，常用太白酒空瓶，裝著捕來的螢火蟲來此，讓牠們在暗夜中發出，一點一點的微光，冷寂而不染人間風塵。王姓宗祠建於大正8年（1919），採正殿一進式，正身三開間，屋脊為硬山形式，仰合瓦鋪蓋。而王文其出生於大正7年，比王氏宗祠早生一年，算算都有90多年的歷史建築；而今王老已邁入95高齡，他像人間活字典，清楚的描述一生的遭遇。

　　他回憶童年，由於來自佃農家庭，三餐過日需「儉腸耐肚」，醬筍、菜脯、豆乳、長年菜醃的菜甲，攏是配飯的家常菜。王文其共有6個兄弟姊妹，他排行老二，7歲時唸北社尾分校（今嘉市崇文國小），之後改讀第一公學

校。唸書期間，這個田莊小孩每天早起晚睡，父親天未亮就出門巡田水，他則利用透在窗前的曙光，溫習英、日文課業，以更多的努力克服劣質的家庭環境。

讀冊讀甲袂記得牛

根據史料載：明治29年（1896）設置日本人就讀的「國語學校」及台灣人就讀的「國語傳習所」，其後在國

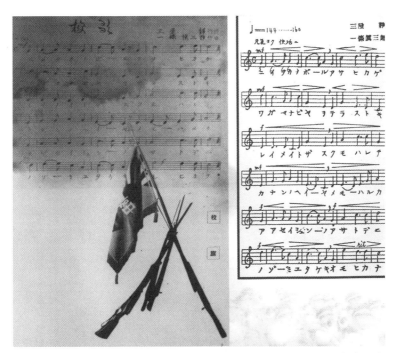

■ 日據，嘉義高中校旗、校歌。歌詞大意如下：「旭日高昇新高峰，燦爛普照吾校時；黎明烏雲盡消散，嘉南平原遙眺望；嗚呼青春黎明時，抱負遠大填胸懷。」（照片郭双富提供）

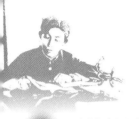
語學校內附設第一、第二、第三附屬學校，作為台灣人主要的初等教育機關。儘管台、日間受教育有如此歧視性差別，王文其唸公學校時，日本老師對台灣生仍很關照，不受學制的影響。故出身寒微的王文其，常在微弱的燈燭下，低聲的唸書，唯恐吵到熟睡的雙親與眾多兄弟姊妹，據王老說：「卡早古厝很窄，眠床沒幾頂，大家很擠。半暝三更肚子餓，只能啃生地瓜充飢，想睡覺用冷水潑面、沖洗，用自虐法提振精神，驅趕睡意。」果然皇天不負苦心人，順利考上州立嘉義中學。

當時嘉中是五年制，每一屆學生約100人，考生大都來自斗六、斗南、虎尾等大城市。錄取台籍生30個，日本人70名，比率上顯著的不公平；由於父親是佃農，回家常須到郊外割草、放牛，並無太多看書時間，但讀公學校，沒有補習或老師輔導，一切都靠自己安排，老醫師猶得意說：小時因家貧無錢買書，都到書店看書，並順便讀書，偷學問。資質佳的王文其，利用放牛時，坐在樹蔭下看書，曾有一回，太過專心忘了牛之「存在」，牠竟跑去2里外偷吃別人的蕃麥（玉米），讓農民向父親告狀：「說什麼趕牛，趕到牛跑去偷吃玉米（蕃麥）也不知，猴囡仔顧牛顧什小？」其父王榮連忙賠罪，連口說：「真失禮，我用一斗米向你賠償啦。」對方住在北社尾庄頭，瞧見父親的誠意，也現出溫和的笑容，表示同庄無計較，「後擺（下次）要注意牽牛，不要任牠四界走（到處跑）。」

◎嘉中五年

體能出眾，運動競技展露頭角

考上嘉中時，學校教室只有6間左右，一班大約是50人，學校採取嚴格品管制度，換言之，留級的學生很多，能順利卒業（畢業）的少之又少。當初的學制是五年制，

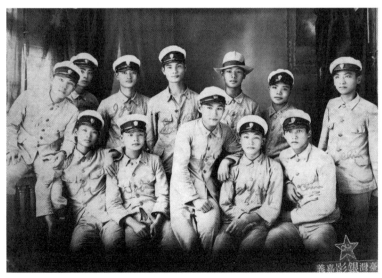

■ 王文其讀台南州立嘉義中學同學合照，前排右一為王文其。胸口猶有英文簡寫，以示難忘昔日友情。

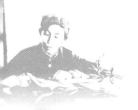

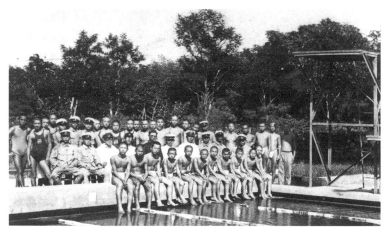

■ 日據時期，嘉義中學對五育推展極重視，王文其經劍術、柔道、長跑、游泳磨鍊，自認奠定良好體魄，也是長壽主因吧。圖爲嘉中泳池，距今已80年。（照片郭双富提供）

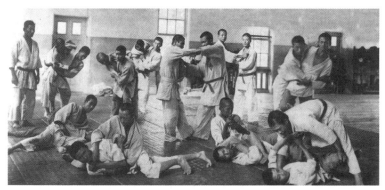

■ 嘉義中學第四回柔道集訓情形。（郭双富提供）

留級兩次學校就會開除你，印象中日籍教師較多。在嘉中時，台、日學生編同一班，不分彼此，大家感情很好。

　　倒是日據時期軍訓及武術訓練頗為嚴格，據王醫師回憶：嘉中在大正11年（1922）新台灣教育令公佈後，在「公立中學規則」中規定：加入劍道及柔道讓學生選修，使中學校陸續興建武道館，供上課之用。王文其來自鄉下的體力磨練，有絕佳肺活量，自己報名3,000、5,000公尺馬拉松運動，使身材不夠高䠓的他，逐漸在校展露頭角，他幾乎包辦全校馬拉松競技的前三名；後來又加入柔道、劍道、游泳修練，擅長以過肩摔和小內割壓制對手。史料載：「武道館是武術訓練的場所，武道包括：武道、柔道，劍道、空手道、薙刀與傳統武藝。」[17]中學校的武道館，綜觀其建築採複合式，屋身設有大面積窗戶，武館內部空間配置，以門廊為中心，中軸線分為兩邊，一邊為柔道場，一邊為劍道場，席次位於四週。台灣留存武道館，皆成縣市三級古蹟，尤以南投武道館經整修後，已成縣史館用地；另位於台南市忠義國小校園武道館，該校古蹟甚多，緊臨台南孔廟，加上古建築再生，再利用觀念，目前武道館仍是殺聲赫赫、竹劍此起彼落的喀喀響，許多學生及愛好劍道人士，仍然秉持宮本武藏精神，追求精、氣、神合一的境界。

　　由於受過嚴厲的訓練，王文其做事一絲不苟，對於日

17　陳聰民著，《棟花盛開時的回憶》第二冊，南投，國史館台灣文獻館，2005年12月，頁112。

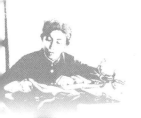

後醫學之路，提供莫大的助益。此外，他對於嘉中第5年的「修學」旅行記憶尤深，旅行不但開拓學習視野，瞭解台灣歷史的發展軌跡，更能認識異國風土文物、百姓的生活樣貌。如日本漢學家中村櫻溪，於明治32年（1899）4月7日任教於台灣總督府國語學校教師，雖不得志於仕途，唯旅台期間屢屢遊歷北台灣，撰述《涉濤集》、《涉濤續集》、《涉濤三集》作品觸及北台灣山水、生態、農產、土俗等旅遊書寫，橫跨地理疆界與文化視域，同時對台灣濃厚的人情味，及原生物種植物亦有深刻的寫繪。由以上的案例可印證「修學」旅行的風物踏勘，對文化啓蒙確有深遠的影響，是開拓視野，對異國充滿期待、憧憬、崇拜的殖民地『心意初動之時』。[18]

　　王文其於嘉中第5年時，學校舉辦為期一個月的海外「修學」之旅，自費。自高雄搭船，赴日本東京、北海道，轉赴平壤，中國東北三省（注：民國20年（1931）九一八事變被日軍強佔僞滿州國，分別為黑龍江、吉林、遼寧三省。）日本藉「修學」誇示日本國力，也讓殖民地學生深植：日本不可撼動的力量，進而產生敬畏及內化之心。筆者於閱讀皇民化相關史料時，經常看到台灣於殖民統治中，日本經常將原住民頭目及地方要人，成批送往日本參觀現代化國防及現代化工廠，甚至藉大型博覽會，展示排灣族人奇裝異服，被當動物供人觀賞──史料會說

18 李展平，〈擬古的異鄉情懷──試論中村櫻溪旅台的山水遊記〉，收錄於《台灣文獻》第61卷2期，2010年6月20日，頁397。

話。故「修學」本身除了增廣見聞，另一種誇示民族優越感，應包含其中。否則一個月的東北亞縱橫航程，即顯得虛張聲勢了。

唸嘉中時，學校留級得很厲害（嚴格品管），而王文其一路「過關斬將」通過五年制高中，甚得教師的賞識，鼓勵他再接再厲，不要埋沒人才。當年考試在3月份進行，嘉中同學報考的人數不少，當然考不上的也很多，「記得嘉中畢業傑出校友李進川、陳啓祥、鄭青松、林金生（林懷民之父）等人，現在都往生了。」眼前，王文其老醫師，陪著妻子蘇素櫻，共同沉浸在往日的回憶裡，不時流露出欣慰表情。

擺脫貧窮留學計劃

王文其讀完嘉義中學，曾短暫在西螺任小學代課老師。據王醫師回憶：父親眞辛苦，雨季來時，背著厚重的龜殼鬃簑，小腿沾滿泥巴，往往天黑後始在屋簷下脫卸。母親歐陽速除了照顧6個孩子，閒暇也得下田搓草、挑點心擔，沿著烈日的田埂，連包著布巾的臉頰，也汗水成串，擦了又擦，擦了又擦。夫妻親像陀螺，轉個不停。王老說：佃農在日據是被剝削的一群，儘管像牛馬一樣工作，但所得僅能溫飽，有時能溫飽已謝天謝地了，很多人求溫飽而不可得。台灣總督府爲大東亞戰爭儲糧，嚴格徵收稻米、蔗糖等民生物資，導致農民既使稻米豐收，三餐

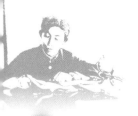

猶原吃不飽，有人想偷藏米食，唯各地警察派出所經常臨檢搜查，萬一被抓到，一頓毒打處分是免不了的，形成縱使吃不飽也不敢暗中儲糧的戒律。

筆者想起作家楊逵的〈送報伕〉小說，這篇極端寫實主義的小說，幾乎是作家的自畫像。文中楊逵描述：日本公司要在村莊建模範農場，要收買農民土地，開始誰也不肯，後來警察分所主任大吼：「你們把土地賣給公司，……應當作光榮的事情，然而聽說一部份人有陰謀，對於這種『非國民』，我是絕不寬恕的。」和父親一樣被拖到警察分所的5個人，都遇到同樣的命運，就是不作聲

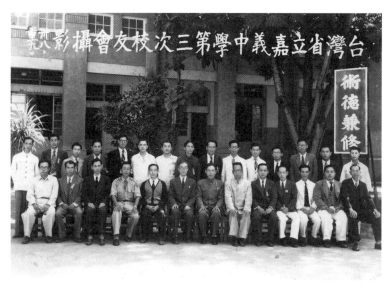

■ 民國38年（1949）王文其醫師（後排左八）參加省嘉中，第三次校友會。

地蓋了圖章。失去了耕田，每月3、5天到農場賣力，一天做12小時，頂多不過40錢，大家都非靠賣田的錢過活不可。錢用完了，村子變成「離散村」而非「發展村」，大家只能到處討生活……楊逵紀錄台灣農村被剝削，而身為佃農之子王文其，目睹父親的苦勞終日，依然陷於赤貧狀態，幾乎無法脫離貧窮線上，故在西螺代課之餘，王文其常思考：到底當一個窮教員已足，或到日本唸醫科拿博士改變一家人命運？到日本留學需要一筆很大的資金，學費也是沉重的負擔。想著，想著，整晚睡不著覺。

銘記長兄犧牲與資助

王醫師特別感激長兄王能昆的犧牲奉獻，他常自問：如果沒有長兄的犧牲、奮鬥，疼惜、肯定小弟憑著佃農之子，如何遠赴日本長崎醫大考試、實習，從藥學到醫科近10年的研讀，而「磨」出醫學、藥學雙學士呢？

其兄長王能昆，公學校畢業後就踏入職場，從古物商跨行電影院，真不簡單。彼時中央戲院放映國、台語片及東洋劍道片，除宣傳單外，還請專人畫かんばん（看板），常常觀眾客滿。後來電視劇深入每個家庭，再加上火辣的脫衣舞表演，連仿日本兵庫縣寶塚歌劇團的台灣藝霞歌舞團，那麼高水準的舞蹈，也都被這種牛肉場火辣表演波及。中央戲院王能昆先生曾推出藝霞歌舞團，造成場場爆滿；如50年代黑狗兄造型，特色是清一色的女扮男

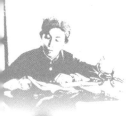

裝、布景極盡華麗，雖然曾出現短暫的利多，但後期戲院還是逐漸沒落，換演歌仔戲、布袋戲、雜耍等，客源已呈現不穩現象，台灣戲院業已走入夕陽行業。

對於兄長的大起大落，曾於留日期間，接受兄長大量金錢資助，王醫師感慨的說：「人生有時星光，有時月圓，好歹天注定，阿兄有難要全力相助。」結果替家兄背不少債，好似家人有些怨言，唯王醫師充滿感性表示：「錢擱賺就有，兄弟有急難不救，怎麼向良心交代？何況我求學之路受其恩惠頗多。」如此正義凜然，讓一些埋怨之聲頓時消音，他們體諒父親感恩圖報的情懷，也看到做人的「高度」。反觀時下兄弟常為分產，幾分地產，對簿公堂，形同陌路，纏訟不休。相對照〈讓牆詩〉典故：「千里捎書只為牆，讓他三尺又何妨？萬里長城今猶在，不見當年秦始皇。」本詩歷來皆有爭議，有幾種版本：一說明朝吏部尚書郭樸所言，一說康熙年間大學士張英，一說清朝鄭板橋皆曾引用，藉以勸誡家人。可見說得容易，作起來比較困難，否則怎有那麼多不同世代文人名士，競相引用？

◎離台赴日

裝滿憧憬和鄉愁出航

昭和12年（1937）王文其基於「特殊領域」的需要，動身前往長崎；火車經過7小時的停靠，總算到達基隆港。一只皮革打造的皮箱，除了裝衣服、書籍以外，更裝滿無限的憧憬和希望。王文其望著霧夜的燈塔，基隆港的鳴笛聲，劃破港口的寧靜，心裡是七上八下的（暗藏濃濃鄉愁）。

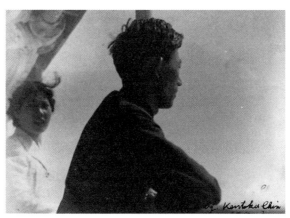

■ 王文其於昭和13年（1938）與新婚妻蘇素櫻赴日留學，於大和丸輪船上留影，彼此相看倆不厭。

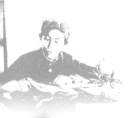

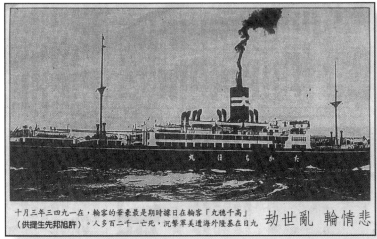

悲情輪 亂世劫

十月三年三四九一在，輪客的華豪最是期時據日在輪客「丸穗千高」
（供提生先邦旭許）。人多百二千一亡死，沉擊軍美遭海外隆基在日九

■ 日航行於基隆—長崎之豪華客輪「高千穗丸」於民國32年（1943）3
月19日，被美軍擊沉，死亡1,200多人。王文其醫生的剪報。

　　第一次遠離家園，對於故鄉的煤渣路、兄弟姊妹的嬉
鬧聲，感受特別親切，也有無比的傷感，幾度在夕陽的
餘光裡，眼角含淚。終於在晚上8點登上大和丸。據史料
載：航行於基隆與長崎貨、客輪有蓬萊丸、大和丸、富士
丸、高砂丸、高千惠丸等，取代原來的輸入船，不僅航速
緩慢，且煤炭消耗大，不符經濟效益，造成大量污染，新
建船隻減輕這種困擾。同時在明治、大正年間對台灣海運
皆有輔助航線，以因應世界各國航運的快速競爭。[19]

　　王文其睡在船艙臥舖，第一次感到惶恐，遠離了家

19　吉開右志太著，黃得峰譯，《台灣海運史》，南投，國史館台灣文獻館，2009
年12月。

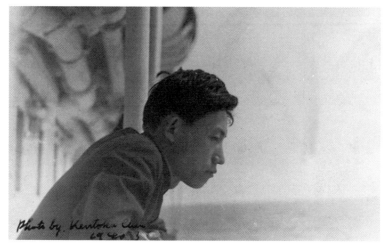

■ 王文其醫師東渡長崎，又期待又憂慮，他說：醫學系不好唸，據說功課壓力很重。這是他在船舶面對大海照片，神情並不輕鬆，攝於昭和13年（1938）大和丸上。

人，故鄉的光景，嘉義公園、嘉中的校園景觀，逐漸浮在腦海裡……。

看著低矮的床板發呆，靜夜中感受海浪的韻律，搖晃遙遠的鄉愁。善感的王文其瞬間淚眼迷濛，緩步的走出碼頭，油煙味、刺耳的汽笛聲交織、擴散；海鷗於碼頭低飛，張著美麗翅膀旋轉，似乎在歡迎遠自他鄉的留學生到來。

王文其首先報考長崎藥專，修業3年後，昭和16年（1941）再考上長崎醫大；當初的藥學跟當今的藥劑師不一樣，要學習用藥知識，醫師可以身兼藥師的配藥工作。唯今健保規定：醫藥分業，藥師配藥跟醫師看診應切割，

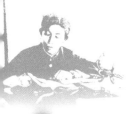

不能身兼二職，免得兩者含混，專業不足。當時藥科也要實習，二、三年級都要去長崎大學附設醫院；王醫師清楚記得：藥專的台灣同學有好幾個，像許志堯是後來高雄醫大的教授，謝清雲在基隆開業。

　　王文其在長崎醫大多數需讀德文教科書，除日文外尚需修德文，因當時德國醫學是主流，世界醫學皆以德國爲學習對象，連病歷表也以德文書寫，故不懂德文，等於寸步難行，難窺醫學堂奧。醫界有此一說：戰前德國醫學比較主流，戰後就變成美國醫學先進。

　　大一時，王文其基礎醫學如解剖、生理、藥理，再來就是臨床見習；基礎醫學念一年半後，開始進行解剖人

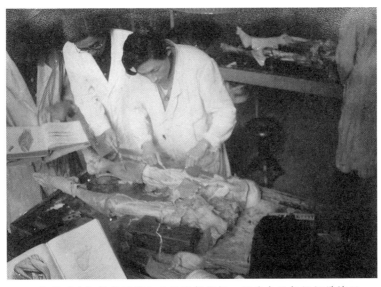

■ 王文其（右）於長崎醫大上活體解剖課，接受角尾教授指導情形。

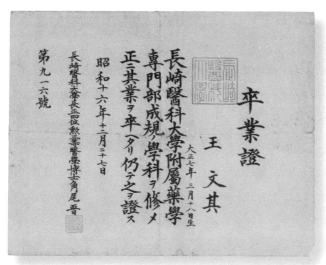

■ 王文其於昭和16年（1941）12月27日，獲得長崎醫大藥
學系證書。

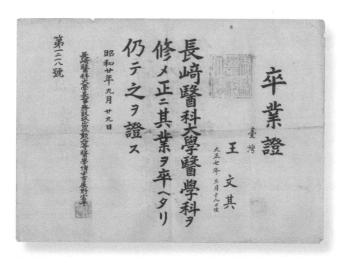

■ 昭和20年（1945）9月29日，王文其再獲醫學系雙學位，
表現台灣孩子刻苦向上的精神。

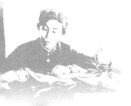

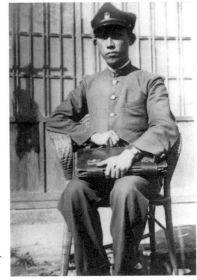

■ 王文其長崎醫大、大三進入
「臨床修習」時留影。

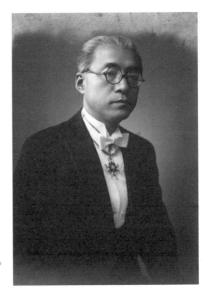

■ 長崎醫大校長角尾博士照片。
（王文其醫師提供）

體。手術檯上擺上近20具屍身，4個人1組，然後輪流上半部及下半部的操作，結束解剖時，滿腦子殘損的肢體及福馬林氣味環繞，飯也吃不下，隔了一段時間，不知是麻木或已適應，對於解剖學已不再視爲畏途。

到了大二時，開始讀診斷學，也到醫院見習；彼時長崎醫大有附設醫院，到了大三後進入「臨床」修習。臨床是每一科都不能迴避的，王老打趣的說：「唸醫學前幾年是沒有分科，直到畢業前一年才設科分類。眼科太小，我沒興趣，覺得內科比較好；唯進了內科後，卻發現婦產科比較好，比較不會囉嗦。印象中同學唸各科都有，不過統計起來大家較喜歡內、外科。其實選了婦產科，最大的原因是學校有一位婦科教授鼓勵我：讀婦產科不錯，所以跟著他學習。」日本人生孩子採自然生產較多，剖腹產也有。以前有產婆專門接生小孩，醫院裡是護士幫忙。

新婚燕爾留學生涯

老醫師在回顧長崎醫科求學過程，特別強調：「有今天的成就和專業，應該感謝我岳丈大人的全力幫忙。家裡有八個兄弟姊妹，我排行老二，家裡又是佃農，都靠大哥事業有不錯的開展，幫我支付學費；另外，我唸長崎藥專時，故鄉有人來提親，可能被視爲『績優股』，大家都想找『準醫師』，結婚。其實學生尙未有賺錢的能力，比較窮啦，那時便利用放假的機會回台娶親。」

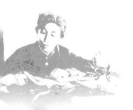

　　老醫師有點害羞的表示：在日本唸書時，日本於民國26年（1937）發動「支那事件」（按：國府稱「盧溝橋事變」），到民國30年（1941）日本偷襲珍珠港，日本已進行海外侵略戰爭，唯早婚的王文其醫師自認：「我有體貼的老婆照顧得好好的，感覺天塌下來也與我無干，生活在溫柔嫻適的氣氛中，很幸福啦。」坐在一旁的醫師夫人回憶：「我們結婚時，他在長崎藥專二年級，是透過雙方都認識的商人介紹，先生大概真愜意，利用返台的時候先訂婚，4個月後又跑回台灣娶我，動作很快。」夫人在敘述時嘴角微微笑。老夫人說得坦白，只見王醫師默默的點頭示意，臉上有些不好意思。

　　沒想到40年代戀情，在婉約保守、壓抑下，也可以「見好就收」，免得雙方夜長夢多，演變成「為誰風露立終宵」的長夜漫漫，何況王醫師系列騎在馬上的英姿照片，猶如電影裡的小生，稍有不慎，怕被人倒追，也不是不可能呀！難怪老醫師夫妻經過70年的長相廝守，皆已跨入90高齡的福壽，仍然如沈三白在《浮生六記》裡描述：「每當風生竹院，月上蕉窗，對景懷人，見芸娘墮淚，自此耳鬢廝磨，親同形影。」一對新婚夫妻比肩散步、閒話家常，在月光樹影下，充滿甜蜜。許多青春歡笑、呢喃夢語、盡融入飛花細雨夢寐中……。

　　老醫師告訴我們：由於岳父蘇格先生在北港開布莊，算是當地的望族。婚後便帶著妻子前往日本攻讀醫學校，受到岳丈的支持，被老婆全心照顧，我可以專心讀書，實

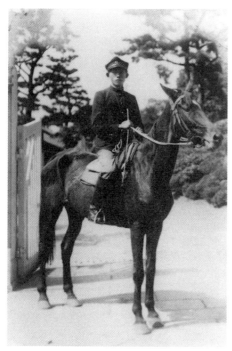

■ 長崎醫大馬術訓練，王文
　其騎馬英姿，這是昭和16
　年（1941）9月所拍。

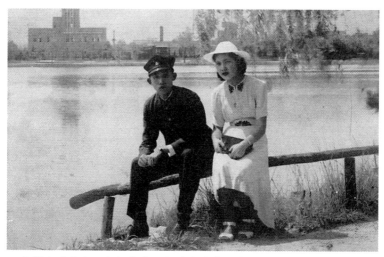

■ 儘管在戰爭中，年輕夫妻王文其與蘇素櫻偷得浮生半日閑，相約湖濱
　築夢，尋找幽花、楊柳、倒影的詩情畫意。

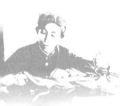

在很幸福。據老夫人說：「日本傳統社會講求花道、書道、茶道，追求極致之美。我到長崎後唸玉木女子高中，希望夫妻能共同進修，增加生活情趣，有共同話題。」在長崎居家的日子，醫師娘去學花道，比較欣賞小原流派，運用自然的容器風采，點綴盆中花石，小景可以入畫，大景可以入神，一杯茗茶在手，便覺自有一方天地。

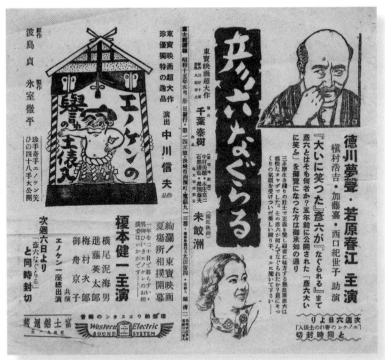

■ 昭和19年（1944）長崎遭盟軍密集轟炸，百姓生活沉悶，電影宣傳仍不可少，王醫師夫妻就收藏不少電影廣告，以舒緩生活焦慮。

　　這樣的人生小品，種些唐竹、翠柏盆栽，可以邀蟬、邀蝶，透風蔽日，形構了精神上的小康生活。也呈現古人沈三白的「閒情記趣」，難怪自青絲到白髮的王醫師，頗為感心的說：「我唸醫大時，學校並沒有獎學金補助，在外租屋一個月大約35塊日幣，生活費大約7、80塊（注：當時幣值大，35元等同台幣10,000元）。」醫師娘接著說：「以前留日學生父母最擔心他們娶『日本婆仔』，怕長期被殖民、被日本人打壓，文化的差異，相處不來；所以去日本後，父母都會幫兒子找個台灣媳婦送作堆，免得形單影隻，發展異國之戀（櫻花戀）。」聽完，大家四目相視（裝傻），這個故事不就是眼前這個王醫師嗎？

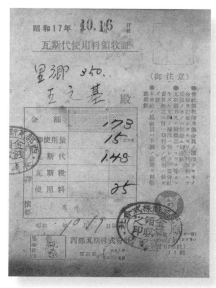

■ 王文其夫婦為留下青春烙印，特將昭和17年（1942）10月16日瓦斯費收據保留至今，雖是小事卻象徵愛情的天荒地老，珍惜曾擁有的一切。

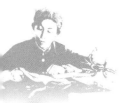

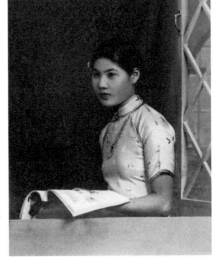

■ 青春年華的醫師娘蘇素櫻，就讀長崎「玉木女高」，藉以充實自己，與先生有共同話題。圖中是她青春姿影。

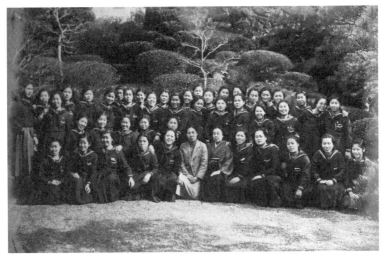

■ 昭和19年（1944）王醫師夫人蘇素櫻就讀玉木女子高中之畢業照，後排左起第九位，你看到嗎？

「我不是說王醫師，我只是說那時台灣父母的心情。」92歲的醫師娘急著澄清，唯恐針對性太強。其實愛情有點私心自用，亦屬人之常情，基督教常言：「愛是奉獻，而不是佔有。」如此崇高的境界，恐非凡夫俗子所能達到吧？

物資限縮下相濡以沫

昭和16年（1941）日本偷襲珍珠港，美國向日宣戰，日本國民各種民生物資限縮，貨幣貶值、百物飛漲，左右鄰居都很照顧王醫師家人，例如：生活物資採配給制，一鄰一鄰的領取，醫師娘去領時都不敢拿好的，都拿比較差的回家；被鄰居發現了，叫她拿好一點的，還把較優質的物品送來，將比較差的拿走，真正的守望相助，讓彼此取暖、相濡以沫。

而60年後的311日本東北複式災難，地震、大海嘯、核電場高輻射外洩，導致救援遲滯、災民排隊領取微薄救濟品，極端自律、超乎常態吞忍苦難，堅持作為有教養國民。這般情景跟太平洋戰爭期間相似，昭和16年（1941）起，日本物質限縮，連醫師娘去領配給故意挑最差的，結果被發現：日本鄰居把劣質品換回去。難怪醫師娘告訴筆者：東北岩手縣、福島縣、宮城縣災民表現的堅強，如同長崎原爆現場災民，他們一無所有、饑渴、受難、仍然選擇壓抑、自虐、自律。

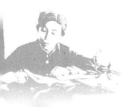

　　據王文其醫師回憶：台灣學生赴日求學，大都基於特殊專長需要，如東京美術學校、武藏野美專及東京醫專。另長崎醫大、九州、東京、大阪都有醫學院。那時候的人都比較希望男生當醫生，社會地位高。而筆者在研究相關史料發現：台灣文獻館於民國94年（2005）12月出版《棟花盛開時的回憶》第三冊，「內地近學」篇提及：台人赴

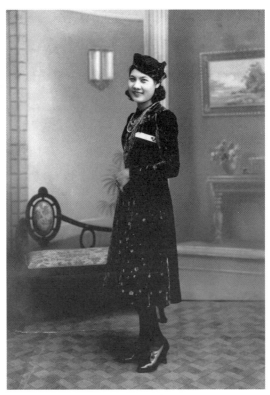

■ 昭和17年（1942）日本雖處於太平洋戰爭，唯家境優裕的醫師娘，穿著仍很流線、時髦，為年輕歲月作最佳註腳。

日進學因素複雜，大致有下列幾點：

一、身分的表徵：日據許多地主、豪紳等權貴家庭，生活富裕，爲凸顯其高貴身份，對於子女就學，處處表現有別於普通家庭。

二、台灣教育制度問題：日據實施不平等的二元教育，台灣中高等教育，日人子弟佔大半名額，迫使台灣青年未能考上，紛紛赴日升學。

三、特殊領域深造：極少數領域台灣無專門學校，如陳敬輝畢業於京都繪畫專校、何德來畢業於東京美術學校等。

四、就業：半工半讀修習，如漢詩人張達修，任職神戶商會，一面讀夜間部。其實赴日本研習，藝術界知名人士，尚有黃土水就學東京美術雕塑科，陳澄波亦出身東京美術學校，受教於石川欽一郎，後來皆成爲台灣畫壇的指標人物。

王文其一面讀醫大，一面要兼顧家居生活，長男王柏山於昭和16年（1941）出生，次男王柏生於昭和19年（1944），正是太平洋戰爭最慘烈時期。王文其猶帶感傷的表情說：長崎因造船廠出名，聽說日軍武藏號是太合級戰引艦的二號艦，武藏是日本古國名，是三菱造船廠在長崎製造的，因此長崎成爲盟軍戰術轟炸目標。由於大兒子的出世，家庭的開銷比較緊縮，加上戰爭的衝擊，往日街道散步人已不見蹤影，倒是無辜的百姓很多被炸死、炸傷，軍國主義的侵略、殺伐，已殃及無辜百姓。

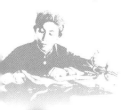

◎長崎醫大成立醫療救護隊

以行動搶救苦難良醫永井隆

　　昭和19年（1944）8月，盟軍已對日本重要城市，如東京、大阪、橫濱、長崎、廣島等地進行大轟炸，送醫急救的百姓越來越多，多數的B29轟炸機成群結隊如入無人之境，當地的日軍偶爾反擊，卻打不到盟軍的飛機，反而暴露目標，遭致報復性的密集炸射。

　　王文其醫師面帶驚恐的表示：「戰爭期間唸醫大很沉重，不但要當實習醫生，忙著義務看診，還要寫畢業專題報告，然後和指導教授討論……然後，趕回家幫忙帶小孩。老大柏山、老二柏生尚年幼，太太要買菜、煮飯、帶小孩，實在有夠累。加上戰爭當下，物資飛漲，必須斤斤計較，否則生活費不夠。」眼前老邁的王醫師，徐徐的吐著煙圈，讓往事飄回來，並不如煙。一旁的醫師娘，講話仍然簡潔有力。彼時物資是配給的，必須省省用才夠；最不放心是王醫師的醫療救護隊，在外面搶救傷亡百姓，炸彈是不長眼睛的，長崎醫大被轟炸時，曾有3個學生當場被炸死，生命無常啊！

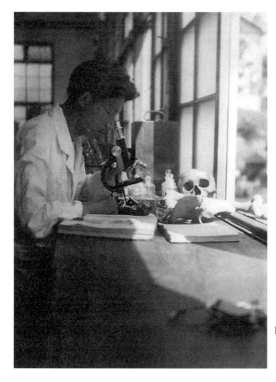

■ 王文其醫師於長崎
　醫大，上實驗課之
　聚精會神一角。

　　根據長崎醫大助教授永井隆作品，《長崎和平鐘聲》
寫道：昭和20年（1945）長崎醫大奉「國民義勇軍」的命
令，在戰教並行的方針下，研究官或病房的職員、學生，
都被改編成醫療救護隊，各自肩負專責任務。

　　王文其於昭和20年（1945）升上4年級，永井隆博士
是其念念不忘的恩師，這位被尊為長崎榮譽市民，短暫的
一生中籌組救護隊，搶救無辜受傷百姓。他生於明治41年
（1908），在長崎醫大以第一名的成績畢業；更感人的，

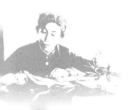

目睹自己的國家，藉「支那事件」侵略中國，造成大屠殺等慘絕人寰的可怕現場，特於昭和12年（1937）召集志願服務隊，進入中國戰場，替被日軍殺害、槍傷、炸傷的人民，進行生命的醫療，秉持天主教的博愛，及醫生無國界的胸襟，進行「慈悲力量」實踐空間，救一個算一個，宛如聖母瑪利亞的化身。作為日本國族，他沒有選擇的權利，身為一介良師良醫，他無法逃避歷史的責任。日軍從「滿州事件」到「盧溝橋事件」爆發的準備期，主要侵略對象為大陸東北。昭和17年（1942）戰爭階段後期（另稱為決戰期），由中國地面戰爭，延伸到太平洋島嶼的海路戰爭，屠殺近五百萬南洋軍民。

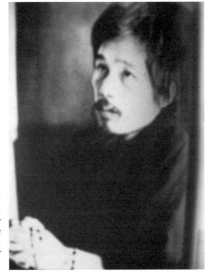

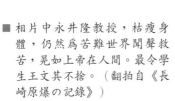

■ 相片中永井隆教授，枯瘦身體，仍然為苦難世界聞聲救苦，晃如上帝在人間。最令學生王文其不捨。（翻拍自《長崎原爆の記錄》）

　　這位長崎醫大的學生，永井隆於畢業前感染急性中耳炎，導致耳朵重聽，不得已轉為放射科專攻，阻斷了他通往內科的醫學之路。唯永井隆歸依天主後，便積極投入戰爭帶來肉體與心靈的雙重傷害急救，不諱言，這是一種上帝的任務，只有神才有的博愛吧？但永井氏不怕自身已感染白血病，或因長年放射研究，而感染放射毒害，仍然四處奔走，並以十多本文學著作，書寫長崎心靈黑暗邊緣，希望在絕望的底層，探照出一點生命的幽光，走出焦慮、死亡、殘疾的生命氛圍。其著作永遠在勸世人相親相愛，祝福世人平安，唯有愛才能維持世界永久的和平。他除了在文學上的成就，更秉持「只有愛，才能給人間帶來豐盈的善意，理性卻無能為力。」誓言以行動搶救世人的苦難，而非知識分子無用的「同情」、「悲憫」而已。

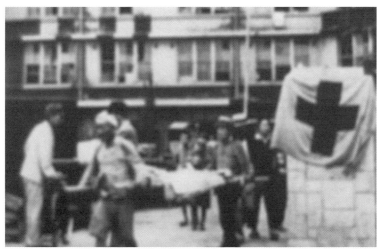

■ 長崎原爆滿街穿梭的救護擔架。（翻拍自《長崎原爆の記録》）

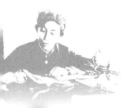

戰火下，英勇的醫療動員

　　日本政府爲配合戰局的擴大，除金融物資上的積極動員，在思想上更嚴密監控。昭和15年（1940），日本內閣由近衛文麿第二次組閣；同年10月組織「大政翼贊會」，乃是作爲日本全國總動員的依據；台灣也在昭和16年（1941）成立「皇民奉公會」，配合「大政翼贊會」的政策推行。

　　長崎醫大成立醫療救護隊，在永井隆教授的帶領下，人人身穿防空服，腰間配帶各種救護器材，從事課程研究或治療工作。遇到空襲等緊急狀況，立刻各就各位，擔任收容被炸傷患之工作事宜，所幸在學生和護士們英勇的行動下，住院和門診的傷患中，竟然沒有人死亡，足見救助

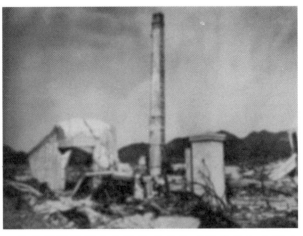

■ 長崎刑務所浦上支所重創之景（現爲平和公園の丘）。（翻拍自《長崎原爆の記錄》）

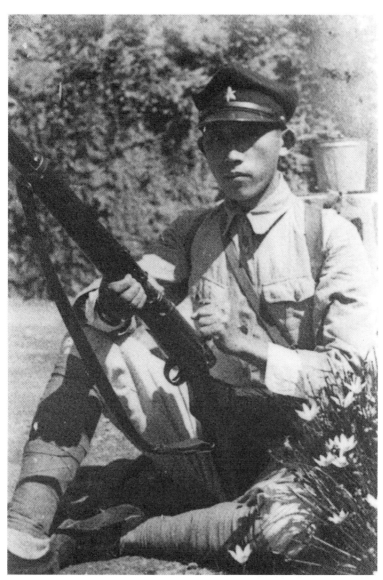

■ 王文其於長崎醫大戰爭期間，經常打綁腿、繫S腰帶、持槍，作射擊
預備動作，隨時投入地區防衛，攝於昭和18年（1943）。

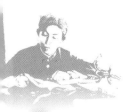

隊伍對戰火下的醫療已十分熟悉。

　　長崎醫護隊的往事，王文其醫師坦言：「沒有永井隆老師的細心指揮和充滿人道關懷，長崎醫大附近百姓的傷痛不可能如此輕微。」記得警戒警報響徹四周，有大批學生如潮水般的，從教室往醫院大穿堂移動，未幾，便分散到各自崗位去了。校本部的傳令員以擴音器高聲通報狀況，左右來回奔跑，臉上滲出一串串汗水，看樣子十分的投入、認真。猜想南九州（鹿兒島、宮崎附近地區）今天仍有一波猛烈的轟炸。繼警戒警報後，刺耳的空襲警報聲，自四周穿透牆縫而來；仰視天際，刺眼的高雲層抖動著，山丘上住家，升起一縷縷白色的炊煙，山腰裡的山茶花兀自盛開；如果沒有飛機炸射，實看不出戰爭的景象。王文其深自感慨：日軍出兵海外，進行無休止的燒、殺、擄、掠，無辜百姓卻要大難臨頭，天天像「土撥鼠」般的躲在坑洞內，只能探探頭呼吸一下新鮮空氣，遇空襲需快速跑進防空洞裡，孰令致之？

　　山丘上的夾竹桃，不畏風寒的大肆開放，白、紅顏彩交會在樹葉中，煞是漂亮，如果非戰時一定可寫出優美俳句，如：「綠葉掛枝頭，紅花白花相映，紅晚霞亮天邊。」（筆者習作）以浪漫的姿影，輝映在字裡行間，作為心靈美的極致。唯現在美景已無心欣賞，永井隆教授瘦小的身體，從鋼盔到腳上，緊緊纏繞密密的綁腿，將身體包肉粽似的包裹起來。同學好奇的問：「教授，這場戰爭的結局會如何？」歸依天主的永井隆細聲的回答：「自從

日本發動1937年日、中戰爭，多少中國百姓被殺，我籌組救護隊到中國戰場救護，根本救不了排山倒海的死亡生命，我只是盡人道，替日本軍閥贖罪，追求日本國民良心的平安。」

永井隆於對日抗戰8年中，約有4年半的歲月，在中國戰場上搶救日軍及中國傷患，不怕勞苦，不計代價，以瘦弱之軀勇於爲苦難者承擔，治療他們受創的心靈，治療他們殘損的身體；由於經常將傷患從血泊中抱到手術台，讓他感受人類的殘酷與非理性；特別是發動戰爭的日本，是

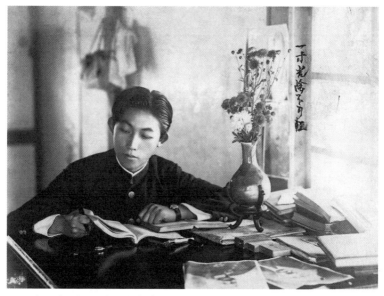

■ 昭和20年（1945）6月中旬，二次大戰正是遍地烽火，即將畢業的王文其，要實習、趕論文、躲空襲，忙得不可開交，只有在牆壁題字：『一寸光陰不可輕』自勉。

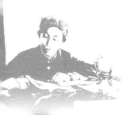

他自己的母國，卻由他伸出上帝之手，去洗滌他們的創傷，或挽救臨終的生命。一個醫生想扛起日本歷史的罪惡，這是相當沉重的，但他選擇這條孤單的旅程，讓「愛在人間相遇」。

王文其將望遠鏡掛在腰際上，看著每位同學一張張紅通通的臉，大家對本土的戰爭深感悲觀，因為盟軍戰機是，來自來，去自去，扁舟來去無牽掛的逍遙自在；日軍已無強力的反擊力量，戰爭的優勢已不在日軍這邊。王文其是來自鄉下的青年，對於殖民宗主國的勝與敗，不便過問，也不做無謂的猜測，免得惹人不快，何況自己是殖民地身世，對於國族的敏感性，絕不輕易觸及，只是拿著鏟子，補強防空監視壕的工程，一面流汗，一面擦汗。直到防空輪值教官永井隆招呼：「文其，不要再工作了，休息一下。」文其望著全副武裝的教授，感佩的回答：「謝謝教授照顧。」

史料載：昭和19年（1944）6月15日深夜，美軍68架B-29式「超級空中跑壘」重型轟炸機，悄然飛臨日本九州的上空，針對「八幡鋼鐵廠」投下首批炸彈，拉開美軍對日戰略轟炸的序幕。此後日本本土就經常遭受美軍的轟炸，尤其自塞班島淪陷後，比較敏感的學生早已感到某種程度的不安。

王文其醫師說：長崎醫院內為減輕被炸及火勢蔓延，能用的水桶裝滿水、滅火彈、消防鉤、鏟子、鐵鍬、砂土，及緊急照明燈之類的東西幾都備全。住院患者都轉移

到防空壕內，他們吊著點滴，散亂的頭髮裡難掩害怕的心情，眼睛含淚，雙手合十，似在祈禱上帝垂憐，保佑眾人平安。病患之中有手握唸珠，不斷呢喃日蓮宗，南無阿彌陀佛，南無阿彌陀佛。有神社神符，有觀世音菩薩香火，因信仰神的不同，表現在危難中的神情，慰藉也不相同；唯一相同的，家屬從各地寄來的明信片，有報平安、致謝、安慰、祝福，透露戰爭氣息及全民動員的縮影；家人寄來的護身符，無非是逢凶化吉，早日康復之類的吉祥問候。

王醫師往病房四周巡視，外科、婦產科、耳鼻喉科的隔間牆板被炸的遺跡，在醫院的圍籬內幾株夾竹桃，開出紅、白相間的花朵，平常看的時候非常美麗，但戰火的摧殘下，卻覺得紅色花朵像血塊散落在花葉間，心情的負擔與恐懼，直接影響觀者的「心象」，如歐陽修在蝶戀花詠：「淚眼問花花不語，亂紅飛過秋千去。」感傷的生命情境，連擬人化的花朵，皆能感應心緒，沉默不語；一如魏朝王粲〈七哀詩〉：「絲桐感人情，為我發悲音。」把二胡三弦也賦予感情的音符，是文人紓解創傷，安身立命之詩，在魂與魄之間，尋求生命的救贖與移位。

警報解除後臨床課程

當警報解除的鳴叫聲，響起……像是放鬆的發條，大夥一回到教室，你一言我一句的彼此開玩笑，有人說王文

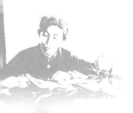

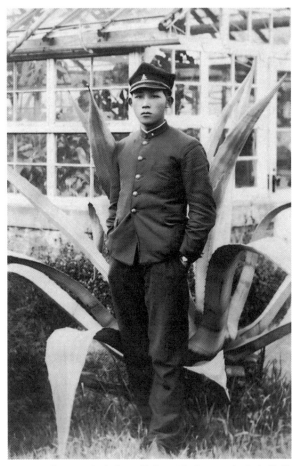

■ 王文其加入長崎醫大醫療救護隊，日夜聽空襲警
　報刺耳的鳴叫，又是救人又是躲空襲、又要研究
　論文，神經繃緊、經常失眠。照片攝於昭和20年
　（1945）5月，一棵充滿生命力的龍舌蘭前，象徵自
　身也有它堅韌生命鬥志。

其全副武裝的樣子，像幕府時期的武士，負責情報蒐集的井上護士，鳥溜溜的眼睛將收音機播放的「九州管轄區內沒有敵機」再轉告一遍。她瀏海的髮絲，黏在蘋果般的前額，很可愛；同學間彼此開玩笑，藉以減輕空襲的緊張與壓力。捧著水壺猛倒乾渴的嘴唇，同學間合抽一支香菸，假裝穩重、鎮定、從容，掩飾內心的害怕。沒多久，「立刻開始上課！」校本部傳令員一路喊叫，學生也各自走回自己的教室，校園遼闊的空間又見人影穿梭。王文其穿上學生制服，回到教室聆聽校長角尾教授上臨床課程。

由於角尾校長一向幽默，說起話來輕快，常在課堂上說些小插曲，如：曾有一次巡房，三更半夜走到病患床邊，竟將紅藥水當成感冒水交給患者，幸好病人喝了一口表示：感冒水怎麼又紅又澀？仔細一看，是瓶紅藥水。語畢，同學笑成一團，而角尾校長不苟言笑的說：這雖是個笑談，但臨床經驗告訴我們：對待患者不容有一絲馬虎，否則會要人命的。校長成為醫學院同學敬佩的好醫師，及對患者貼心的典範。

我坐在中央醫院的門診室，木板有斑黃黑色的歲月痕跡，王醫師感慨的說：醫院是個很特別的地方，不論富貴、貧賤，人從出生到死亡，都在這裡進行。自有醫療行為以來，醫院就被設計成一獨特的空間，細菌在這裡被發現、消滅與轉換。尤其上臨床醫學時，王醫師特別認真，他始終認為：「醫生試圖以儀器和經驗，控制細菌的生命力，人類以生命的感應力和疾病搏鬥。在這種密閉的空間

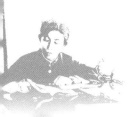

裡，最無助的還是患者，充其量只是醫生和疾病的戰場，勝敗永遠都由病人承擔。」

一個今年95歲的老醫師說出了人類的極限，醫生的極限。這時筆者想起了法國哲學家米歇爾・傅科，在他著作《臨床醫生的誕生》裡曾說：「以屍體爲出發點，使我們得以感知，疾病活生生之存有，疾病具有某一種生命，某種具有自身角色與法則之生命。」可見醫院空間逐漸演變成社會空間，人類鬥爭也在裡面蔓延。在這樣閉鎖空間──醫院，也是具有傳染性的領域，王文其醫生將其半世紀的行醫生涯，道出了醫、病間的哲理，只要存活，疾病就會不斷啃噬生命，直到盡頭。

◎光之烈焰與焚燒

戰時的清貧之樂

　　婚後的王醫師即是人夫人父，又是醫學系學生，妻子蘇素櫻的「伴讀」，使王醫師在異鄉求學生涯，不但在物質上得到安舒的享受，在精神方面而言：空暇，兩人共赴湖濱海邊散步，吟唱「博多夜船」、「岸壁の母」、「津輕海峽」，在素櫻的生活中，因精神交流，生命的相扶持，而得到快樂；當夜幕低垂，銀盤似的月亮，升上天空，王醫師常吹著口琴，深情的琴音洋溢斗室，讓小夫妻沉醉在情感交流的幸福中⋯⋯。學過花道與茶道的醫師娘，限於戰爭中物質困窘，無法採買貴花材，卻能將奇石搭配翠柏，或藤蔓植物，讓樹枝盤曲如蚯蚓，以點綴盆中花石。一杯青綠色澤的靜岡（しずおか）綠茶，在白色裊裊的煙升中，除可暖身外，同時讓煩惱隨著茶葉，紛紛的浮起，又緩緩的沉澱，讓心靈有調適的空間。茶道講求儀式、淨身、冥想、禪意（雲水故鄉）、器物之唯美，至於茶好不好喝，已非茶道的終極追求。

　　作為醫師娘的蘇素櫻深諳素樸生活美學，每在屋前種

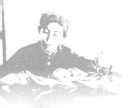

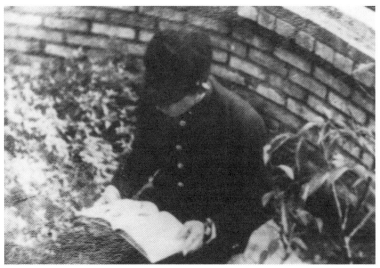

■ 王文其因在長崎醫大修雙學士，時間緊迫、得空便於校園角落猛K書，天天追逐時間跑。足感心啦！

植山茶花、菊花，與蟲草爲伍，以甕罐內金魚之悠游、怡然自得，這種戰時的「清貧」之樂，說是自虐史觀或苦中作樂無妨，唯這樣回歸到極素、極淡的生活哲學，也是日本人戰後崛起的原動力之一呀！

一家幸運逃出原爆魔掌

夜晚，在一燈照映下，兩個孩子柏山、柏生早已進入夢鄉。從屋外傳來陣陣爆炸聲，被驚醒的附近鄰居跑出家門，他們簡直不相信自己的眼睛，天邊條條火光閃過，耳邊砲聲不絕，很快一座漂亮的城市瞬間變成廢墟。無情的

原爆，炸毀了土地、植物以及人們的希望。

據王文其醫師回憶：「我們家原住在長崎市山里町350番號，屬於學校配住宿舍；美軍在長崎投下原子彈之前，並不像日軍偷襲珍珠港一樣，人不知鬼不覺，而是事先投下傳單警告：『盟軍（米軍）將在長崎投下新式炸彈，希望長崎軍民盡速撤離』等類似內容，但由於訊息被封鎖，所以仍留在原地；所幸住在『深海』（ふかのみ）的台籍學長楊瑤麟，剛好到長崎採購藥品，順道來我家，告之情況緊急，必須盡快搬到他處避難。」於是王文其妻子帶著一對小兒子，連夜疏遷到楊學長家，直到6天後，一顆充滿毀滅性的原子彈，落在長崎「浦上」附近，幸好妻兒已逃離而未受波及。

據筆者深入了解：深海這個位置距長崎醫大約30多公里，平時較少被盟軍轟炸，王醫師並不確知原子彈會投「浦上」天主堂附近，只是接受學長勸離危險地帶，豈知這麼一次搬家，竟救了全家大小，免於原爆的「灰飛煙滅」。

關於「原爆」訊息，美軍有無透過宣傳單告知無辜的日本民眾，請他們撤離原爆區？迄今仍有一些不同的說法，總之當時日本政府都推說不知這件事，新聞媒體也無通告。較為可信的，應推其台灣學長楊瑤麟的通風報信，他到長崎採購藥品，就順便登門告知：他在深海附近看到宣傳單有提及：「美軍即將丟新型炸彈，請長崎市民快速撤退。」相對的，王文其、陳新賜醫生並無獲得相關的資

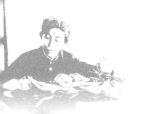

訊。猜想投置宣傳單的器物，可能因風吹的關係，飄到外圍的「深海」地區，距長崎約有一小時車程的鄉下，造成王文其一家能幸運逃出原爆的「魔掌」，但王醫師當時在長崎醫大附近醫院看診，而身受原爆重傷；雖同學陳新賜受傷較輕，唯其愛妻及一雙兒女均死於原爆中，帶給陳醫師永世的創痛。

王文其與家人搬到深海暫住三天之後，其在長崎的租屋，大約50坪的房子，被炸彈給毀了（王家自喻：第一劫）；第六天之後，原爆繼之而來，家人雖逃過「二劫」，王文其卻躺臥血泊中……

◎末日來臨

城市瞬間變成廢墟

　　昭和20年（1945）8月9日太陽從金比羅山綻出金色光芒，霧嵐飛繞山頭，看起來是個風起雲飛的日子。佔滿河階地的各型兵工廠，重機械廠，煙囪冒著白煙。位於浦上的東洋第一大天主堂裡，披著白頭紗的修女，正在為人世

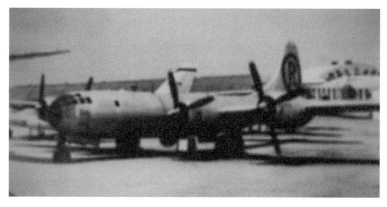

■ 昭和20年（1945）8月9日，B29轟炸機飛抵小倉上空，因燒夷彈煙霧以致放棄投置，乃轉向第二目標長崎，於11時2分投下原子彈。

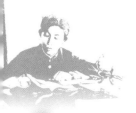

的罪惡懺悔禱告。

8月9日陽光照樣普照長崎醫大，大約在上午11點左右，王文其醫師在婦產科看診，突然間，聽到奇怪的音爆聲，眼前閃出一道刺眼的強光，接著，一團白色滲著鮮紅的火球，仿如大燈籠般的撲向浦上天主堂及附近的山丘住家，那種景象，就像地獄般的場景，真叫人永生難忘，彼時，王文其醫生腦海閃現：「啊！日本戰敗了，長崎被毀了！」不久即失去知覺……

根據其師永井隆在《長崎和平鐘聲》的描述：「有個叫地本的先生抬頭一看，完了，浦上被轟炸了，天主堂上方浮起一大團從沒見過的白煙，並且迅速膨脹開來……。最令地本先生嚇破膽是，那團白煙有如猛浪般，以驚濤駭浪之姿，從浦上的山丘和原野推進，且煙浪所經之處，不論是山丘上的住家，還是山野中的林木，有如排山倒海般被推倒、粉碎、颱風頃刻間已將眼前小樹林摧毀……」[20]

原爆場景之二。古江先生從道之尾趕回浦上途中騎腳踏車行經兵工廠前，聽到很奇怪的音爆聲。不經意抬起頭一看，只見松山町上方附近，大約與到左山同度的藍天中，有一團紅火球。雖然亮度並不至於感到刺眼，卻彷彿在大燈籠中燃燒似地呈現一顆鮮紅火球，而且那東西還倏地火急逼近地面。「那是什麼？」古江先生一隻手調整眼鏡想要看清楚時的瞬間，眼前馬上有一道如鎂光燈般的閃

---

20 永井隆原著，賴振南譯，《長崎和平鐘聲》台北，士智出版社，2003年10月，頁10～11。

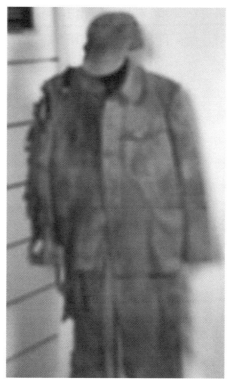

■ 三菱長崎製鋼所被爆破的作業員工作服。

光亮起，整個身體隨之浮在半空中⋯⋯等古江先生意識
到，自己與一起被颳落的他人之殘腳壓在水田裡時，已過
了幾個小時，而且還知道自己的一隻眼已完全瞎了。

在原爆的血泊中醒來

王文其醫生不知自己昏睡多久，扶著鐵柱慢慢的醒轉

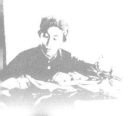

過來；眼前所見一片觸目驚心的悲慘景況，遍地支離破碎的殘屍、物體及設備四散，木構建築倒立於火堆中；他喃喃哀嘆：「壞了……壞了……世界末日，我還能活下去嗎？」據永井隆教授的描述：原爆景象是奇特詭異的，其顏色就像是裹著棉花的燈籠，外面是白茫茫，裡面卻包著鮮紅火焰，那白雲裡還不停的劈啪、劈啪，放出美麗的電光……難怪在長崎醫院身受重傷的王文其醫師，事後回憶起原爆情景一再強調：那原爆瞬間發出美麗的光影，實在美得令人驚悸。那些小閃電的顏色有紅、黃、藍、紫各式各樣，真是五彩繽紛；而那狀似饅頭的雲團，不久又往天空飛升，形同菇球，黑色的塵土滾滾盪開，與雲彩齊飛，天地為之變色。

很顯然，王醫師費了很大的勁，想完整形容原爆現場的景象，唯筆者透過紀錄片，及長崎市出版的《ながさき原爆の記錄》，早已感受它驚人的殺傷力、破壞力。從昏厥中醒來的王醫師，放眼四周，有生命的動物幾乎全被凝固、焦化。長崎醫大林立的校舍，距原爆點只有300至700公尺，可視為爆炸中心範圍，基礎醫學教室不但距離炸彈很近，又是木造建築，很快被燒毀殆盡，教授和學生全都罹難；臨床醫學教室則因位置較遠，係鋼筋水泥建築，故還有存活幾人。

教授永井隆在8月9日11時，正在門診室2樓自己的研究室內，準備指導學生門診患者分類、挑選X光片。突然間，猛烈的爆炸風，也將他的身體，整個往半空中吹飛起

來，眼睜睜看著大風吹颺而去，玻璃碎片如同被暴風吹起的樹葉向他襲來……感覺溫熱的鮮血噴灑出來，從傷口流向頸部……，以上是永井隆在第一時間所作的敘述，情節猶如科幻恐怖電影，而事實又是如何？根據他的學生王文其醫生自述：「床鋪、椅子、櫥櫃、鋼盔、鞋、衣服，所有物件都被彈跳、敲擊破壞，空氣中夾帶厚厚塵土，幾乎令人窒息。」

王醫師在受傷後，可能眼睛附近出血的緣故，幾次強力的翻動眼皮，使自己眼睛還能看見外面景物。總之，想活命仍需努力的往外逃，以半爬半走的方式，逃到附近的「穴弘法山」（あなこうぼうざん），沿途所見，只能以橫屍遍野，慘不忍睹來形容。

王文其深受老師「愛人如己」的感召，暗誓：「我絕

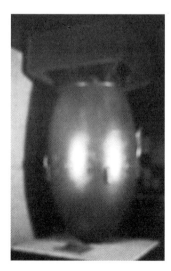

■ 長崎原爆之原子彈形貌。（翻拍自《長崎原爆の記錄》）

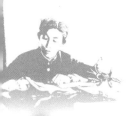

不可以死，我就是爬著也要爬到醫院急救……我要回台灣貢獻所學……。」當他爬到穴弘法山時已昏倒；幸運遇到三位好心的日本女孩經過，搖醒他並扶他起來。這三位女孩在三菱造船廠當女工，其中有名女孩在婦產科接受診療，才認識王文其醫師。

當時王醫生身上有多處被爆裂物擊中的外傷，包括右腹側傷口深及內臟，傷疤到現在還清晰可見。其長崎醫大前輩康嘉音那時候在長田開業，他得知王文其在醫院裡面可能有危險，就派了大一學生林子雄到處找王醫師，結果真的被林子雄找到，快速將他送到康嘉音診所進行急救；之後，楊瑤麟、林雲川兩位醫生也趕來幫忙治療，大概經過3、4個月才好轉。在療程中，學長楊瑤麟待康嘉音醫師急救治療後，乃立即轉往距離長崎約50公里遠的長田町「馬首」租屋處，由台灣學長楊瑤麟、林雲川學長輪流為學弟治療。

據王醫師回憶：「原爆輻射即使在數十公里外，仍具有殺傷力。當時同事不是當場死亡，就是日後發病，據我所知，有幾位來自台灣學弟林中鳳、戴懷德、蘇百齡等人，雖住在原爆中心15公里外，彼時並無任何外傷，卻在半個月後，陸續因輻射感染一一死亡。而我距離爆炸中心約700公尺左右，卻只有腹部、眼睛及下巴外傷並存活下來，真是奇蹟中的奇蹟啊！」

劫後餘生的終生傷害

「雖然在鬼門關逃過一劫，被輻射線感染的身體，除變成百毒不侵外，也造成日後若干困擾。記得較年輕時，每次出國進出海關，檢測器就會發出『嗶嗶嗶』的聲音，海關人員還以為吾心臟裝電子器，經過說明：那是原子彈留下的輻射線，海關人員知悉後，不但沒有刁難，還誇讚我：能在原爆中劫後餘生，非常有福氣！」這種祝福聽起來也感到心酸；王文其醫生說：在醫治過程中，最感痛苦的是，非爆裂物所造成的外傷，而是強力輻射線造成內臟的破裂，排泄物不斷的出現帶著血絲，猶如腸黏膜的東西以及不斷的發高燒、毛髮脫落、白血球減少等症狀，那種全身被捆綁的感覺非常不舒服。

依據永井隆教授〈原子彈傷害〉的章節敘述：「關於消化器官的症狀，其發病現象完全與動物實驗結果一致，他會產生黏膜充血性或是潰瘍性發炎。從被埋在爆炸中心1公里外獲救的人們，……隔天就會引發食慾不振、腹痛、下痢等腸胃炎的症狀。下痢的初期是水狀的，漸漸的會混雜黏液，之後會變成黏稠狀血便，接著會有便意不斷，卻排便困難的情形；體溫會攀升到40度以上……。」王文其在受傷後，排泄物不斷出現血絲，宛如腸黏膜的東西，以及不斷發高燒、毛髮脫落、白血球減少等現象，與永井隆教授所敘述十分吻合。其發病過程，如同水銀瀉地般的迅速，平均從倒臥病床到第9天就相繼死亡。而王文

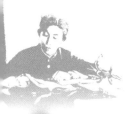

其幸得台灣留學長崎醫大前輩：如楊瑤麟、康嘉音、林雲川的細心療治，總算在死亡的邊緣搶救回來。

筆者每回探訪嘉義王文其醫師，他總是一再強調：「我真感恩幾位前輩學長，在我面臨死亡時，從死神手裡救回我的生命，否則在原爆的瞬間，寬闊的醫院穿堂中，人的肉體呈各種姿勢或趴伏、橫躺、仰臥或屈膝，或也有掙扎要站立，或撲向大地的虛空式，風聲中傳來淒厲的求救聲；許多人的皮膚是一大片一大片脫落，總之，我不敢再描述了。」原爆已過67年了，每次聊起王醫師的劫難，他總是驚恐、傷心、常以大量的抽菸，來掩飾自己內心的起伏不安。

關於原爆的現場直擊，相關史料報導：爆壓之強大是言語無法形容的。處於爆炸中心1公里內的人，不是立即死亡就是幾分鐘之內死亡；在500公尺處，也看見一個夾在媽媽雙腿間，還繫著胎盤的嬰孩屍體，呈現肚破腸流的現象。在700公尺內，看見一個首級被扯斷並飄飛過來，也有眼珠飛爆出來的例子。其熱度也非常驚人，在500公尺處，發現臉部全部焦黑的屍體，伴隨皮膚剝落，受到這種燒燙傷的人幾乎都會快速死亡。原爆幾乎毀了廣島、長崎的城市文明。

◎日本幕府窗口：長崎

看見世界繁華的浮世社會

　　長崎是悠久的歷史海港與世界櫥窗，日本人雖然鎖國
關門，但不能完全斷了貿易。德川將軍自己也不能不消費
舶來品，因此在長崎開貿易窗口，允許少數國家商人到日
本做生意得到特許，使中國和荷蘭人相繼進駐[21]。清廷也
因爲來華傳教越來越多，可能擾亂華夷秩序，於乾隆22年
（1757）實行一口通商，廣州成爲全國唯一通商口岸，雖
然開了一扇窗口，卻限縮活動區域。故廣州「十三行」政
策，與長崎的「出島」可謂不約而同。

　　關於出島的歷史沿革，係寬永11年（1634）江戶幕府
的鎖國政策一環，是人工構造的小島，呈扇形狀，面積大
約3,969坪，是從寬永11年至安政6年（1641～1859）對外
的貿易港，也是日本鎖國政策後，唯一對歐美開放的貿易
窗口。當初島內居民以荷蘭人爲主，屬於東印度公司，不
能自由出入，只有少數醫生、學者或誠信度高的人，始能

21　郝祥滿著，《朝貢體系的建構與解構——另眼相看中日關係史》，湖北人民出
　　版，2007年8月，頁80～82。

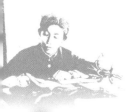

自由進出島。

通過窗口——長崎，他們可以看到外界的精彩、繁華，甚至於看到西洋景觀，從而形成日本有史以來有名的「浮世」社會。武漢大學教授郝祥滿指出：在長崎，明、清商人得到日本地方政府許可，修築了三唐寺，即以江、浙一帶爲主的興福寺（俗稱南京寺），就是這個唐人邸，在日本元祿2年（1688）後的180年間，遭遇幾次火災，現已蕩然無存！只留下一件遺物，一扇朱門供人憑弔，它似乎告訴後人：這裡是日本的國門與海關。

長崎醫大雖非日本頂尖醫大，據王文其學長張嘉英指出：當時日本國立醫科有長崎、熊本、九州、京澤、千葉等六所，私立學校更多，他想唸長崎醫大理由是，比較接近台灣，氣候溫暖，又有很多台籍留學生在那兒，彼此有個照應。何況日本西洋醫學是由長崎傳進來的。荷蘭人傳荷蘭學也從長崎進來[22]，可見百年前荷蘭商經略貿易，日本開放長崎出島的生機，雖武裝禁止宗教活動，但也形成長崎的「世界之窗」，這跟前段所述出島的歷史沿革，出島大多數居民爲荷蘭人，有相當密切的類緣關係。

當時荷蘭學倡導自由，平等的民主思想，對末期的幕府影響很大，尤其日本享保年間（1716～1735），八代將軍德川吉宗對涉外關係，包括對洋書解禁，醫學，天文曆學的研究。吉宗時代，日人與荷蘭人的接觸頻繁，促進日

22　馬有成著，《嘉義市區醫療業口述歷史》，嘉義，嘉義市文化局，2005年8月，頁80。

本科技的引進，如同長崎的中國人學習製糖法等。

從雄偉到摧毀的歷史流轉

長崎「浦上」自16世紀（1587）開始忍受禁教的長期迫害，直到明治6年（1873）解除禁令，於大正14年（1925）完成雙塔教堂，這漫長宗教聖地之建構，號稱東洋規模最雄偉的「浦上天主堂」，卻在美軍投下核彈後，瞬間倒塌，燒毀，僅餘南面教堂的殘骸，獨留斷壁向黃昏。

尤以作為聖母瑪利亞傳教聖地，且歷史悠久的浦上地區，信徒為守護信仰的燈火，護持在狂風中小小的火苗，一磚一瓦堆砌，哥德式圓形拱門，巴洛克繁彩浮雕、顯出高聳神聖樣貌。有良好的通風及採光。壁上設有瑪利亞的塑像，慈眉善目守護著人類，讓信徒祈禱：

你把我從非真引導到真，
把我從黑暗中引導到光明，
把我從死亡中引導到光明，
你就是一切，給人們以更多的歡樂。

「以信德的眼光來看此事，恩寵與平安將如清泉流出；耶穌是被祭獻的天主羔羊，長崎的教友也有同樣的使命。」永井隆的這些話，留給世人更深的省思⋯⋯彌撒的

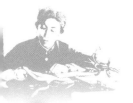

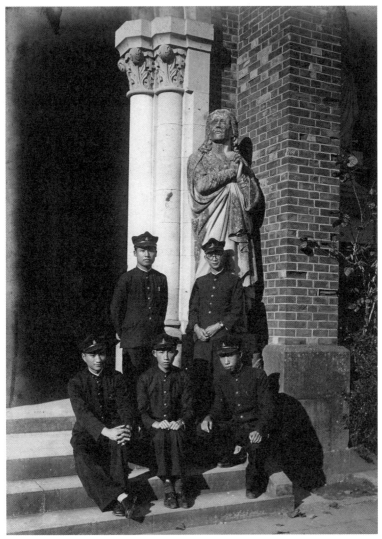

■ 王文其醫師（中坐者）與同學於合照於浦上教堂，攝於昭和17年
（1942）秋天。信眾為守護信仰燈塔，用20年歲月完成教堂建築大正
3年（1914）：大正14年（1925）完成雙塔，是東亞最雄偉天主堂，
卻成長崎原爆點，僅留殘簷斷壁，無語問蒼天。

意義乃一感恩的心，紀念基督的苦難：「這就是我的身體，將為你們而犧牲；這就是我的血，將為你們眾人傾流。」

回顧這歷史的流轉、輪迴，從禁教到開放，由鎖國的日本，到昭和20年（1945）8月9日上午11時，美軍B29轟炸機抵達小倉上空，唯因燒夷彈的煙霧致放棄投彈，乃轉向第二目標長崎「浦上天主堂」投彈，直接由美軍摧毀歷史悠久的傳教聖地，充滿歷史的諷刺啊！

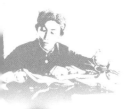

◎原爆中心點：長崎醫大

遭封鎖的原爆警示傳單

　　原爆，在世人的認知裡是美軍轟炸「奇襲」，唯筆者根據長崎市政府出版《原爆の記錄》第11頁刊載：「美軍B29轟炸機將於長崎市投下：殺傷力極強的炸彈，你們當知廣島投下巨彈的恐怖，請日本國民立刻退避……」的空飄宣傳單、樣稿歷歷在目，而日本憲兵及警察卻要民眾將宣傳單收集後速交憲警單位，不得傳閱或對外宣傳；此景類似台灣於戒嚴、冷戰時期，對大陸空飄宣傳品，一律送交警察或治安單位，不可傳閱走告，以免擾亂民心（彼時順口溜，匪諜就在你身邊）。如此「自閉」，結果長崎被原爆重創，死傷無數，許多市民不知原爆這回事，誰之過？若非當局掩飾眞相，漠視百姓生命，讓美軍投下警告的空飄傳單被事先封鎖，長崎市死傷應不會如此慘重呀！

　　台籍生王文其在醫院，因原爆重創倒地；另一位同學是今年（2012）99高齡的陳新賜，出生醫生世家，父親陳保貴是日治時期美濃第一位官派公醫。原爆時他正在看診，忽見強光襲來，整棟建築物應聲倒塌，看診的病人倒

地死亡，陳新賜則因巨大牆柱阻擋熱波與輻射，倖免於難；還有住在屏東佳冬鄉的施景星，也受到危害。由於長崎政府機關有意封鎖原爆的傳單，導致陳新賜醫師並不知「大難臨頭」，讓妻子及一對兒女通通死於原爆自宅。而王文其醫師因學長楊瑤麟的勸告，連夜搬到長田町「深山」居住，因而母子才能安然無恙，躲過歷史的一場浩

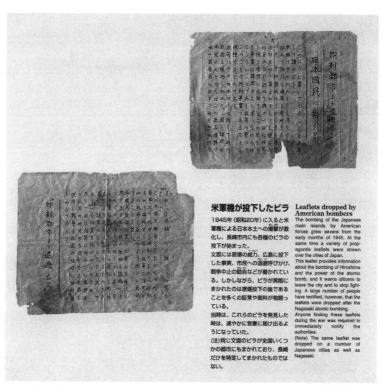

米軍機が投下したビラ

1945年（昭和20年）に入ると米軍機による日本本土への爆撃が激化し、長崎市内にも各種のビラの投下が始まった。

文面には原爆の威力、広島に投下した事実、市民への退避呼びかけ、戦争中止の勧告などが書かれている。しかしながら、ビラが実際にまかれたのは原爆投下の後であることを多くの証言や資料が物語っている。

当時は、これらのビラを発見した時は、速やかに官憲に届け出るようになっていた。

（注）同じ文面のビラが全国いくつかの都市にもまかれており、長崎だけを特定してまかれたものではない。

Leaflets dropped by American bombers

The bombing of the Japanese main islands by American forces grew severe from the early months of 1945. At the same time a variety of propaganda leaflets were strewn over the cities of Japan.

This leaflet provides information about the bombing of Hiroshima and the power of the atomic bomb, and it warns citizens to leave the city and to stop fighting. A large number of people have testified, however, that the leaflets were dropped after the Nagasaki atomic bombing.

Anyone finding these leaflets during the war was required to immediately notify the authorities.

(Note) The same leaflet was dropped on a number of Japanese cities as well as Nagasaki.

■ 長崎市政府出版《なガさき原爆の記録》，顯示美軍丟擲之傳單，故原爆並非毫無跡象。

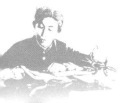

劫。筆者就此議題請教於王文其醫生：「當初有無看到原爆警示傳單，或來自公部門的警告勸離？」

「我是沒有看到傳單，但先前長崎醫大角尾校長說：他到廣島開會，廣島非常嚴重，威力強大，此地也很危險。後來學長楊瑤麟出差來我家，再度提出疏遷警告。」王老醫生臉上鬆垮的眼袋，驚恐的回憶原爆徵兆。相對的陳新賜也因當局封鎖原爆傳單，未及反應及疏散家人，導致一家三口全部罹難，長崎成為他傷心地，從此不回長崎參加同學會。

報載：關於原爆，有人碰過兩次，全日本他最慘，即93歲的山口彊於民國99年（2010）元月逝世，生前飽受輻射線殘留之苦，但他把生涯遭遇當教材，不斷的宣傳反核運動，6年前由電影導演稻塚秀吉，將其經歷以〈二重被爆——山口彊的遺言〉拍成紀錄片。

二戰擔任長崎造船技師的山口，昭和20年（1945）赴廣島出差時，遭遇原子彈轟炸，他距爆炸中心只有3公里，上半身嚴重灼傷。留宿一夜後搭車回300公里外的長崎避難，豈知9日早上11時2分，又遇上第2顆原爆轟炸。山口過去很少公開敘述自己的生命劫難，但在出生6個月便碰上原爆的次子，於平成17年（2005）癌症去世後，山口開始向世人訴說原爆的受害經歷，一個血肉之身，如何承載兩顆原爆，及原爆加之於神經交感的痛楚。戰後，擔任長崎美軍翻譯及中學老師，山口在去世的前2週，電影〈阿凡達〉導演詹姆斯柯麥隆搭機趕到長崎醫院，山口臨

終時告訴他：「I have done my duty（我的責任已了）。」導演計畫將原爆拍成電影。

前有長崎醫大永井隆的投入原爆救治，呼籲世人要「愛人如己與和平」，昭和26年（1951）與世長辭，留下兩個幼小孤兒，妻子也死於原爆自宅。後有長崎市民山口彊，於民國99年（2010）寫信給美國總統歐巴馬，信中說：「我是唯一受到雙重原爆還能存活的被害人，深信你的決心，希望一同採取行動廢除核武。」由於美國總統歐巴馬，同年於布拉格發表演說時呼籲：建立無核武的世界，讓山口深受感動，才致函總統。其實山口為紀錄片〈二重被爆——山口彊的遺言〉出席紐約聯合國總部舉行的首映會時，曾向世人訴說原爆的殘酷，呼籲全世界廢除核武，不斷的宣揚反核運動。

人類無法記取歷史教訓

回顧日本原爆距今已67年，但人類猶蓄積發展更可怕的核武器，宣稱：摧毀力更甚於原子彈。從族群屠殺到國與國間的互不相容，區域性作戰亦層出不窮，在在顯示：歷史殷鑑並沒教會人類友愛與和平。尤以日本在於二戰中對亞洲鄰國的燒殺擄掠，對中國戰場的8年殺戮，死傷不計其數；特別是日軍崇尚武士道精神，二戰期間東條英機大力推行，「寧為玉碎，不為瓦全」的軍魂，要求日軍要「命令一下，欣然赴死」，「生而不受俘囚之辱，死而勿

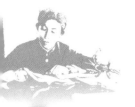

遺罪禍之污名」，發揮爲天皇戰死的武士道精神。曾爲日本陸軍特別志願兵的作家陳千武，在小說〈獵女犯〉描述：「……他們在睡眠中……他們天天被迫仰望太陽，而那張太陽，只是紅色圓球日章旗。他們必須每天『嘟喃』（指：心情不爽）看『天皇陛下萬歲』……假如天皇眞能活到一萬年，那不變成妖怪才怪呢。」[23]

當日軍指揮官分發「恩賜」的香菸給士兵，或者部隊日夜受到轟炸，他們依舊早晚與士兵一同高唱天皇親頒的「聖言」。國家神道的終極本質即集體崇拜，當人民皆成國家神道狂熱信徒時，遵奉教義去侵略他國、擴張土地，已成與生俱來的任務。東北「七三一」細菌活體實驗事件、南京大屠殺，皆成8年抗戰的慘痛史實；唯上一代的日本軍國主義也許忘了，他們極少反省二戰中對他國的痛下殺手，卻對長崎、廣島原爆，念茲在茲，哭天搶地，覺得美軍讓他們「世界末日」，這種選擇性的歷史「失憶症」，頗讓作爲日本的亞洲鄰國恐慌與不諒解。

筆者於中興大學台灣文學研究所碩論《太平洋戰爭書寫——以陳千武《活著回來》、李喬《孤燈》、東方白《浪淘沙》爲論述場域》，針對武士軍魂特別研究，發現：皇軍精神即守護天皇神國，例如宮本武藏的「巖之身」精神，講究絕對的服從，強調臨死紋風不動，死生如一的境界，與現代戰爭高呼：「天皇陛下萬歲」然而倒

23　陳千武著，《回著活來》，台中，晨星出版社，1999年8月，頁114。

斃的軍魂相通。另研究日本文化性格，剖析深刻的《菊花與劍》作者潘乃德，在〈戰爭中的日本人〉指出：「最令日本人憤怒而煽動其鬥志，莫過於對天皇的侮辱或直率攻擊。那些誓死不降的日本戰俘，把他們極端軍國主義歸因天皇……。」這種神道教義的魔咒，造成太平洋戰爭期間服毒、切腹、持槍自斃甚眾，他們相信求死是種光榮。證之於筆者訪問台籍日軍飛行員邱錦村的提問：「神風特攻隊均慷慨赴義嗎？」

邱老毫不猶豫的說：「這些少年勇士在出征前夕，往往藉酒澆愁，痛哭流涕，將酒瓶猛砸桌面，坑坑洞洞，大聲咆哮……在衝撞敵艦或敵機時，大都呼喚母親，很少叫天皇萬歲的……。」這也是軍國主義營造的戰爭神話，很多人被蒙在鼓裡。少數相信天皇引導參戰的狂熱分子，猶如精神病裡瘋狂、鬱悶的交替症，非常類似神經科經驗中的附屬現象。宗教家齊那（Monicdepdessive）曾說：「勝者在靈魂中超拔的經驗，誠然與精神病的瘋狂狀態沒有什麼分際。」通過魔術催眠的唯我主義，讓人間活神「天皇」來控制他們，以求達到自我神化，亦即：超越本體，回報天皇忠義冥合為目標，甘願為大我消失小我。

因為尚武精神，日軍的戰鬥力威猛，卻也特別殘酷，容不下慈悲心與眾生共命的情懷，例如東方白巨著《浪淘沙》裡，描述日軍大佐長谷川的慈悲：「颱風吹落鳥巢，我餵一群失怙的小鳥，並將鳥籠藏在樹叢裡。有一天，到樹下餵鳥時，被跟隨的父親發現，一舉把我推開，伸手把

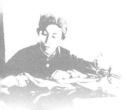

小雀抓出來，舉到我面前，活活把小雀捏死，然後把鳥籠摔在地上，一腳把它踩得稀爛。」其父告誡大佐：「武人應該一心一意鍛鍊體魄報效國家，怎可玩物喪志，把時間浪費在無用的動物上……。」足見軍國主義掩蓋人性，一生都無法改變，完全棄絕慈悲引導人性的空間，換言之：不讓良善本性有存活空間。

◎返台後行醫生涯

返回原鄉的悸動

王文其醫生回憶：在長崎醫大讀書，需要多種外國語文配合，除日語外，英文及德文也必兼修。在昭和20年（1945）前日本醫學主流以德國為主，當時念醫科一定要念德文，病歷表都是用德文寫的，但戰後就變成美國醫學天下了，因此王文其的語文能力頗佳。

原爆中，死裡逃生的王醫師，眼看長崎一片廢墟，觸目驚心的斷垣殘壁，醫院也被炸毀，身心落入極暗淡的光景；妻子蘇素櫻見狀鼓勵他：既然醫院被炸，學位也拿到，身體又受原子彈傷害，不如早點回台灣開業。王文其自認：身體狀況不允許繼續攻讀碩博士學位，加上日本戰敗百廢待舉，於是隔年（1946）拖著虛弱的身體，帶著妻小從福岡縣（ふくおかけん）的門司港搭冰川丸遣送船回台。記憶中同船上，尚有黨外人士彭明敏，有緣同船渡，頗為開心。

一艘自福岡到基隆港貨輪，正常時只需2至3天的航期，但戰爭末期卻開了4天3夜，主要原因是閃避魚雷攻

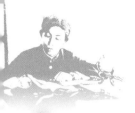

擊。王文其醫生說：戰爭結束後海上仍有漂浮的水雷，不小心仍有被炸可能，故船隻偶而採「之」字型迂迴行駛。其妻蘇素櫻女士回應：「彼時是晚上，通知要坐船回台灣，正好是元月1日，那時候我正在揉麻糬，做做也沒時間吃，忙著打點旅行包及兩個小男孩衫褲，準備於門司港上船。」王文其在歷經大變局後，要返鄉參與家園的重建，面對滾滾大海，頗有前途茫茫之感。

經過4天3夜的航程，船於1月5日抵基隆。第一次看到故鄉，熟悉的碼頭，霧夜的燈塔，彷彿昔日的思念都回到眼前，內心的悸動與傷感是難以言宣的。王醫師說：「作為日本的殖民地台灣，雖無日本的原爆悲慘，但被炸的痕跡仍處處可見，例如：火車破舊，時間不準，行車緩慢……我搭乘的『冰川丸』遣送船，戰後平安地接送很多台灣人從日本回台，同時載運日人回到日本，負起時代性的運送任務。」

如今「冰川丸」功成身退，停泊在橫濱港口，成為觀光船，並在船上開餐廳，讓半世紀的光陰，歷史的遣返任務，永留世人的記憶。王醫師一再跟筆者強調：「原爆使那麼多無辜百姓被犧牲了，日本侵略亞洲鄰國，也殺了上千萬無辜民眾，好像歷史的現世報一再輪迴，要正視戰爭的罪惡啊！」無奈人類總是犯相同錯誤，難怪東京都知事石原慎太郎直言：「日本311大地震引發福島核災，造成幾萬人死亡是天譴。」他們在二戰原爆重大傷亡，沒有貫徹非核家園，至今核災後果難以收拾，也難怪石原知事直

言不諱了。放眼當今日本政界，有多少人敢反省歷史錯誤？

從基隆回來時，王醫師有聽說蔣介石的學生軍來接收台灣，大家都有很好的期待，覺得學生軍比較守法，結果卻不然：「看到軍隊亂糟糟的，那些軍人拿著鍋碗瓢盆，用扁擔扛在肩上，穿著草鞋，一副乞丐的樣子。我們受日本教育，一切都是井然有序，不可隨便，頓時感到很失望。」

筆者看過不少二二八事件的口述記錄，台籍民眾對蔣介石部隊的軍紀、儀容散漫頗有微辭，尤其在軍紀方面更是嫌惡，這與他們對祖國的期待頗有落差；也許跟後來的二二八事件不必然有直接關係，卻也脫不出關係。民國38年（1949）大撤退，國府經歷8年抗戰的兵疲力盡，緊接著「剿匪抗共」耗盡國家元氣，導致「殘存亦無路，兵敗如山倒」的悲劇。大兵撤退來台時，形同「喪家之犬」，此刻要求其儀容壯盛，舉止整齊劃一、徽章、皮鞋亮閃，豈非強人所難？人間有些事換個角度，就有不同觀點。猶記民國63年（1974），筆者分發野戰部隊重裝師，進行師對抗軍演；天天走戰備線（山溝、水路），從白河中庄到台中后里，涉溪、攻山頭，口乾便喝溪水。24小時趕路到戰略地點，有一餐沒一餐，足下起泡戳破又起泡，鼠蹊部磨破，官、士、兵幾乎一拐一拐，鬍子蔓延臉孔，身體髒兮兮，帶著鋼盔「不擇地皆躺臥」，情況比民國38年（1949）大撤退的外省兵，應好不到那裡去，何況他們早

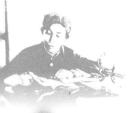

已轉戰大江南北，征途也有5年以上吧！

　　王文其一家人自基隆搭火車回嘉義，足足坐了十幾個小時。沿途看到基隆河、淡水河、大甲溪，濁水溪芒花一片，感覺故鄉雖然落後，但溪流地景依然不變，起碼南台灣的八掌溪畔，糖廠種植的白甘蔗成林，頗像9年前從嘉義坐火車到基隆搭船，一路映入眼睛的，是遼闊的甘蔗園及熟悉的地景地貌。

彼時互相尊重的醫病關係

　　王醫師返台後，除了在其故里嘉義北社尾短暫休養後，隨即於嘉義市民族路開業。「醫院是租來的，」王醫師說：「租金約400元，本想開設婦產科，但原爆之後手會微微發抖，婦科常需幫人開刀，我的身體無法負荷，所以開內科和小兒科。當時在嘉義市開業大概10幾家吧，開業證書要換……。」王醫師一口氣的講完他的開業始末，似乎攸關醫業領域仍然印象深刻，不因95高齡而有太多的閃失或遺忘。

　　醫院命名為「中央醫院」，取其兄所經營的「中央戲院」之名。診療中以日本腦炎、小兒麻痺、感冒、蛔蟲、皮膚病居多，小兒科占不少，至於白喉病大概在民國67、8年左右消失，自發明盤尼西林後，白喉已顯著減少。王文其醫師回顧：「戰前沒有盤尼西林，白喉很嚴重，一個傳染一個，因為那種細菌只要咳嗽，就會經由空氣傳染，

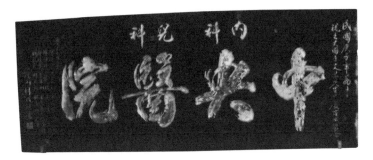

■ 王文其醫師執業之「中央醫院」，取其兄王昆能所經營之「中央戲院」爲名，一方面感念兄長栽培之恩。

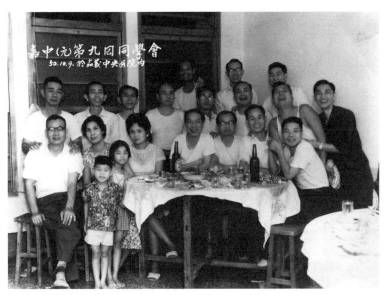

■ 嘉義中學第九屆同學會，於民國50年（1961）10月9日聚會，王文其醫師的中央醫院。二排左三爲王醫師。

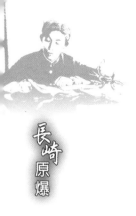

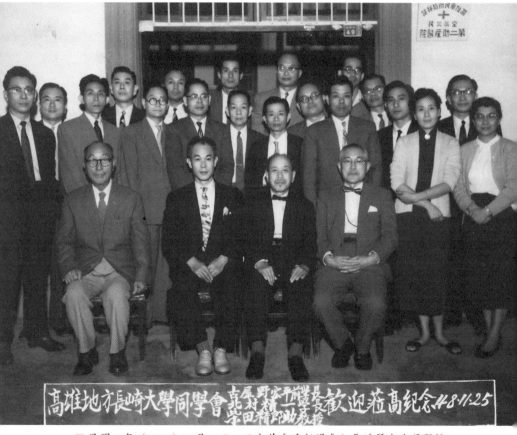

■ 民國48年（1959）11月25日，王文其與陳新賜參加長崎醫大古屋野校
　長及教師一行蒞臨高雄市時之合影；左起三為王文其、四為楊瑤麟、
　七為陳新賜、九為張嘉英、十三為康嘉音醫師；另右一為彭夫人、右
　二為彭明哲醫師（彭明敏教授胞兄）；前坐右一為古屋野校長。

速度非常快，日據時皆採隔離治療。」戰後，台灣衛生較差，什麼傳染病都有，尤其是疥瘡、肺結核等，細菌頑強很難治癒，王文其遇到需住院的病患，直接介紹到省立嘉義醫院。

王醫師表示：「開業中來了不少阿兵哥，外省較多，他們在戰亂歲月，往往孤家寡人，天涯漂泊，對異性的需求慰藉，特別強烈，因此染上性病的為數不少，我都以俗稱606日製藥劑施打，效果不錯，只是藥劑很重。」這種藥是有歷史典故的，第二次世界大戰戰場上，日軍對女性需求孔急，包括在亞洲地區搜刮或強徵慰安婦，造成大陸、韓國及不少台灣當年被強徵的阿嬤身心蒙受極大的創痛，甚至於終身不孕被歧視；日軍唯恐性病影響戰力，故發明606代號的特效藥。

根據筆者調查：二戰期間日軍備有隨軍妓女（在日本國內是自願和有償的），後來擴大戰區即強徵中國、朝鮮、荷蘭、菲律賓、印尼、台灣等大洋洲島國婦女充當慰安婦，相關史料及回憶錄，從日軍的回憶錄，到台灣婦女救援基金會由楊家雲導演的〈阿嬤的故事——台灣慰安婦〉，及辛德蘭於東京明石出版的《台灣總督檔案（と）慰安婦》，香港作家李碧華《煙花三月》，描述中國慰安婦袁竹林一生，另台灣文獻館王學新編譯《台日官方檔案——慰安婦史料彙編》，均有官方及日軍反省史料，從國家暴力到個人良心煎熬，無法逃遁於天地之間。

王文其醫生坦言：「國府至民國38年（1949）來台，

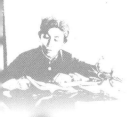

許多阿兵哥可能因衛生差，醫藥及性病管理不足，造成不少人感染性病，由於我不通北京話，溝通時都用寫的，算是醫病間特殊關係；有些病人醫好後都會寫賀卡或寫信來感謝，彼時患者對醫生比較尊重，不像現在健保動不動就提告……。」95高齡的老醫生對時代的演變，人際間的疏離、陌生，及重功利有很深的感慨。

流徙75年的兩只皮箱

「剛開業時，由於住家和診所在一起，幾乎是24小時看診，何況當醫生本來就是救人為要務，我無法逃避。」在行醫生涯中，王醫師經常騎腳踏車「往診」（注：外出看病），當時國府剛接收台灣，民眾生活普遍清苦，所以付不出藥費，記帳的很多，幸好他們都很講信用，只要有收入，都會很快完帳。

王醫師坐在昔日的診療室，斑剝的木材紋路，蒙上一層厚厚的灰塵，印證色澤轉變的年輪，投射著主人深深的背影；王醫師突然請五男王柏東（於嘉義開業牙醫），搬出當年（1937）負笈長崎的皮箱；兩只大卡皮箱，歷經半世紀的流徙，依然留有歲月的漬痕，暗暗發出磨不掉的光澤，似乎是告訴老主人：「我雖老了，但相伴一生，前後相映，由起伏的情緒，從青絲到白髮，從長崎到嘉義。」

皮箱也象徵一個世代的結束，生命的峰迴路轉，也使王醫師深深體會：戰爭使人民飽受飢荒離散之苦，如今能

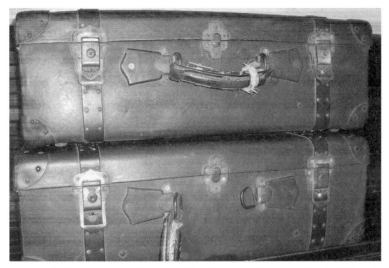

■ 王文其醫師的兩只皮箱，自民國26年（1937）到終戰返台民國34年
（1945），前後8年，緊提著他們的理想與希望；如今民國101年
（2012），皮箱手把斷裂、老醫師猶守著沉澱的時光，泛黃歲月，感
慨浮生若夢，捨不得丟。

卷二／王文其醫師的鬼門關

安享晚年，也是很大的福分。所以他對留日的兩個大皮箱
視同寶貝，有事沒事就來拭擦一番，保養一下，撫摸一
下，他跟主人間培養出深厚的感情，讓筆者發現：惜物、
愛物也是一種感情的回饋。如同《佐賀的超級阿嬤》，阿
嬤對孫子說：「東西只有撿來的，沒有扔掉的。」雖然窮
到不行，仍讓人洋溢笑聲和溫暖。

193 \

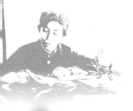

◎二二八之劫

秉持恩師永井隆大愛

　　二二八事件中，嘉義、雲林地區民眾與國府軍警對峙，死傷很重，例如：嘉義市街、紅毛埤、水上機場、新港、北港、斗六、虎尾機場、梅山、古坑、西螺等地，都留下民眾抗爭與被屠殺的紀錄。根據張炎憲教授團隊，即民間二二八口述歷史小組完成的《嘉義驛前二二八》、《諸羅山城二二八》、《嘉雲平野二二八》三冊，皆留下歷史的傷痕。

　　民國36年（1947），嘉義市內戰鬥一度相當激烈，有人戰死，也有無辜者被砲火波及，有遭國軍報復虐殺者；更有人掩護無辜的外省同胞，而遭逮捕失蹤，或事後由政府頒獎狀，明令褒揚，例如台中縣府職員何基明，他是台灣第一位電影導演，首部〈碧血青山〉霧社事件為其作品，也是台灣成立第一家民營製片「華興電影」製片廠，是筆者忘年之交。何老保護外省同事羅文祥，又奉命宣慰原住民（按：據筆者得知是生活禮俗電影宣撫隊）。

　　另，台灣省通誌館館長（注：台灣省文獻委員會前

身）林獻堂，也救了高風亮節的總統嚴家淦。民國36年（1947）嚴氏擔任省財政廳長，由於二二八事件情勢危急，他躲在霧峰林家五桂樓避難，屢遭爆亂群眾叫囂、圍困、怒吼，並要求林獻堂交人，唯林獻堂堅持做該做的事，讓財政廳長後來有機會貢獻國家，真是天佑台灣啊！證之於嚴故總統一生，他於廳長任內，有感於台灣財政混亂，一手規劃新台幣發行，於民國38年（1949）6月正式發行台幣，並切斷台灣與中國大陸地區財政聯繫，有效防止通貨膨脹及混亂物價，一生廉潔，頗富清譽。

王文其醫師並不參與政治，也對政治「冷感」，但卻誤闖二二八牢籠，而且差點喪命嘉義中山堂（按：據稱公會堂，國府改中山堂，市長張博雅稱中正公園）。3月2日起，嘉義街上非常亂，據二二八處理委員會醫療部長黃文表示：「外省人當時都集中起來，有一些在武德殿，有一些在中山堂。當時市參議會議長鍾家成先生，要保護那些外省人，但流氓一直想對付外省人，故常向鍾氏騷擾，有一次我看到鍾先生被流氓圍住，持武士刀要砍他，我向他們大喊：『你們砍砍看！』當時掛著紅十字臂章，戰時是中立人員。他們被黃部長厲聲一喊，才作罷。」每言念及此，黃文醫師皆泣不成聲，史懷哲般的人道主義盈滿胸臆。在暴動中好人、壞人有時也很難分辨，尤其在醫者眼中，聞聲救苦是與生俱來的天職，無法見死不救。

黃文醫生是戰後負責接收嘉義中學，以代理校長名義，從日本人手中接收台南州立嘉義中學，代理幾個月的

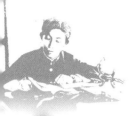
校長職位；他是嘉中第1屆（大正13年）第1名畢業，後來保送台北醫學專門學校。王文其是第9屆嘉中生，跟黃文頗有交情，王醫師也因為「愛無國界」而惹禍上身，事情是這樣展開的：

民國36年（1947）3月2日下午，暴民開始煽動群眾，毆打外省公務員，市長宿舍被搗毀，外省市長孫志俊見勢不妙，跳牆至憲兵隊躲藏。民眾燒了部份市長家具，又前往警局接收武器，外省警察聞風先逃。[24]

當時有一名台灣銀行的外省經理被暴民追打受傷，倉惶逃入王醫師的中央醫院內。民國36年（1947）3月2日下午，天氣晴朗中帶著肅殺之氣，整條街空無一人，偶而大葉桃花心木飄下似耳垂的豆莢，掉落在寂靜街上。正在看診的王醫師突見嘴角淌血的民眾，衝進診療室，一骨碌的下跪：求求醫生，救我生命，他們不分青紅皂白打我，我……我不知犯了什麼罪……！

當時王醫師不知那來的勇氣，「先生，別害怕，我替你包紮傷口，起來，別跪我，我擔當不起。」說著，他拉起受傷且驚魂未定的外省人，原來他是台灣銀行的經理，只因為是外省人身份，他必須承擔原罪，置他於死地。王醫師一面替他用碘酒消毒傷口，一面又用黃藥水幫他消炎，另替他打預防破傷風的針劑，以防傷勢突變。

「眼前這位面貌白皙，掛著金邊薄片的眼鏡，顯然是

---

24 張炎憲總編輯，《諸羅山城二二八》，台北市，吳三連台灣史料基金會，1995年2月，頁2。

斯文的讀書人，我身為醫生，那有見死不救的道理？何況我在長崎醫大的恩師永井隆教授，拖著白血病（輻射造成）之苦，仍在原爆後進入最危險的核心點，拯救其他傷患，並拿文學獎金為地方種植一千株櫻花，重建破碎的心靈。中、日八年抗戰中，他於昭和12年（1937）組志願服務隊，進中國戰場救治無辜百姓，這種上帝之愛已經無國界，無種族的區分了，不是嗎？」王文其訴說他的心路歷程，一切是那麼發乎自然。

王文其醫師秉持恩師永井隆大愛，加上自己在原爆中倒臥路旁，多虧三菱造船廠的三名女工搭救，繼而由學長楊瑤麟及林雲川輪流治療，才脫離險境，「有命活下來是別人給的，我豈可見死不救？」王醫師說出心中多年的感恩，及特殊的生命經驗。這位書生型的外省銀行經理，因為怕連累王醫師，經過簡單的傷口處理後，趕忙跟他說：「時局危險，嘉義街上非常亂，流氓到處耀武揚威，我要趕快離開，免得拖累你。」

誤闖二二八牢籠

「你現在渾身是傷，還是留下來吧，免得被人追殺！」王文其抱著既矛盾又恐懼的心情，想多挽留他。深明大義的銀行經理，堅持告別。筆者問及：知道銀行經理的姓名嗎？老醫師稱：「現在已忘了，唉，做善事我從來不記得對方的姓名，有緣自會再見面。」果然未幾，暴民

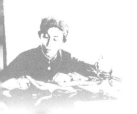

已衝到診所，乃聚眾包圍診所，並朝中央醫院開槍，大聲叫囂：「快點把人交出來，你真正不知死活，膽敢保護外省豬！」

受傷者早逃跑，人是萬萬交不出的。暴民怒氣沖沖踢開醫院大門，把王文其抓走，關在嘉市中山堂（按：今改為中正公園）等待審判。據黃文醫學博士在《諸羅山城二二八》口述歷史表示：「3月2日起，那些『友也』（流氓俗稱）到處作亂，二二八事件期間，婦科醫生李連頂，有錢人林文樹，家裡的東西都被流氓搬出來燒，不是搶劫，只是燒家具。」也不知這般盜匪行徑，歷史如何詮釋，如何替他們定位？可見嘉義市二二八問題多複雜，不是某方面說了算。被關在中山堂的王文其醫師，儘管對火爆民眾表明：「救人是醫師天職，何況其人早已離開診所，為何要拘禁我？」

「不要囉唆，反正背叛我們任務的，一定要給教訓。」有人抽著煙，一副事不關己的抖著二郎腿，看都不看王文其一眼。這種冷酷無情的暴民，連王文其看了也會心寒，腳底發麻。當天晚上，中山堂外的群樹搖晃，投下一地不安樹影，在四周寂靜之際，來個台籍審判官，他是王文其嘉中的學長，他臉色沉重的說：「文其，來這裡是要槍斃的，你知道嗎？」眼見四週無人，他偷偷開啟後門讓王文其逃走。

死裡逃生後，王文其連夜帶著家人逃到北港岳丈家躲藏，那裡比較鄉下，比較平靜，沒有受二二八戰火波及。

約經過兩個多月，直到風波平息才返回嘉義執業。這一椿歷史事件，本來王文其醫生不想再提，但作為醫生為了「救人」差點命喪槍下，一介對政治冷感的醫師，重提這件煙遠的往事，不是說誰是誰非的歷史難題，只是期待記錄苦難真相；不為仇恨，而是修補創傷心靈，否則台灣將永陷於被詛咒之島，政治上難俟河清之日，族群會彼此鬥爭啊！

王文其醫生心痛的表示：「我不是歷史學家，對於生命的尊重，深受恩師永井隆教授的影響，他常在戰場上奮不顧身的救治傷患，或穿著雪白的制服，替苦難者站成一排，唱著悅耳的聖歌，用笑臉替不幸暖身，用祈禱讓寒凍中露出陽光，這是我見過最有穿透力的愛心。」

老醫生的人道胸襟

從王醫生的談話中，可以明確感受：他不忍讓無辜的外省人去承受族群的苦難，救人是需要相當勇氣的。他固然非歷史學家，無法裁判歷史事件是非曲直，何況二二八受難家屬及國府，也都建立自己的敘述系統，早該遺忘歷史的創痛，以寬容、諒解來安頓不幸遭遇。

近日筆者於《台灣文獻別冊》發表〈埔里辛德勒名單——謝添發家族〉：世居埔里愛蘭台地的謝秀成，是80歲農會退休廠長；二二八時他才16歲，家裡距「烏牛欄戰役」僅一箭之遙。謝秀成表示：事件發生時，謝雪紅等青

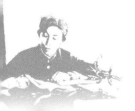

年軍進駐埔里公學校,在埔里外省人一度成過街老鼠,他曾目睹外省人被發現遭毒打。不過二二八當晚,他家已躲進30多名外省仔,這都是大伯謝添發悲憫助人、義無反顧的決定。

謝老說:大伯時任埔里配銷所長,得知公賣局外省同事想逃,卻無處可逃時,二話不說,連夜讓30多人躲進謝家祖厝。這些外省人多半是福州人,最早藏在房間床底,後因青年軍追查甚緊,大伯安排這群外省男女老少,轉往謝家竹林工寮躲藏。「這麼多人躲工寮,吃的全靠謝家補給。」謝秀成記憶猶新的說:他記得全家婦女動員,每餐都要用大鍋煮好幾鍋才夠,他還曾背著幾十斤「膏仔餅、刺殼糕」去補給,但膏仔餅送到時都變成糕仔粉了。這是首度公開的二二八秘辛,也是台灣版的〈辛德勒名單〉,跟前面敘述王文其醫生冒險救外省銀行經理,不顧自身安危,發潛德之幽光,一樣燭照黑暗人間啊!後來埔里酒廠廠長李正籌,已調嘉義楠農林務處長,經常率領同事馳赴愛蘭台地拜會謝家,感念當年救命之恩。[25]

歷次的選舉,政客不斷挑撥、撕裂族群「敏感神經」,竟把本該遺忘的恩怨重新整理強化了;一次比一次更驚悚的血腥畫面,不斷複製、重播,猶一副仁慈的說:「歷史事件可以原諒,但不可忘記。」筆者想起華文世界最具影響力作家余秋雨,他在作品《千年一嘆》裡〈多

---

25 李展平,〈埔里辛德勒名單——謝添發家族〉,引自《台灣文獻別冊》36卷,2011年3月31日,頁58~68。

一點遺忘〉篇提及：「很多時候歷史也會被人利用，成為混淆主次、增添仇恨的工具，有人甚至於借歷史來掩飾自己、攻訐對手，因此更應警惕……玩弄歷史的人太多，歷史負擔太重。只有把該遺忘的遺忘了，歷史才會從細密的皺紋裡擺脫出來……。」

　　上述的一段歷史警語，多麼貼切的反映台灣的政治現象，也許應該多一點遺忘，讓往事如煙，台灣社會就不會充斥詛咒、哭聲、嘆息聲，形成民國36年（1947）2月迄今，台灣人喘不過氣的共業，一種壓抑百年、或千年的傾訴。筆者看到95歲的台灣老一輩醫生王文其，秉持人道胸襟，把生死置之度外，猶如余秋雨《山居筆記》〈蘇東坡突圍〉寫道：「成熟是一種明亮而不刺眼的光輝，一種圓潤而不膩耳的音響，一種不再需要對別人察顏觀色的從容，一種不理會哄鬧的微笑，一種無需聲張的厚實，一種並不陡峭的高度。」一路平實走來，沒有刺眼的光輝，沒膩耳音響，沒有虛張聲勢，卻在最緊急的一刻，救了外省銀行專員一命。眼前，王文其醫生微微抖動唇角，靠在椅背的身體，映在落地窗前，有時光如波光的顯影。95歲的流光，凝寂於歷史的一刻，讓人重溫老醫生的生命史話。

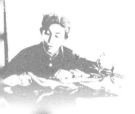

長崎原爆

◎軍醫的日子

醫療缺乏的年代

　　台灣光復初期，嘉義已有醫師公會組織，王文其參加二二八醫療隊，也因為掩護外省銀行經理，差點惹來殺身之禍。民國41年（1952）左右，由於許多山地、海邊生活水準差，加上民眾普遍營養不良，缺乏抵抗力，各種疾病容易經由食物及飲水管道入侵，政府乃徵召地方醫療院所醫生，前往偏遠地區進行免費診療。

　　王文其被徵召前往屏東潮州地區擔任軍醫，階級是中尉醫官。由於是搭國軍的吉普車前往，沿途塵沙滾滾，道路坎坷不平，身體搖晃在風沙中……。王醫師回憶當時情景：有些漁村在烈日忙曬魚網，許多漁船還是小型舢舨舟，靠人力划動；三合院的紅厝瓦散落，紅磚成為主要建材。院埕曝曬片片鹹魚乾，魚腥味遠遠飄來；一些遠道的麥芽糖小販，騎在自轉車上（自行車）叫賣，吸引一群光頭或短髮的小孩子跟隨、圍觀。

　　彼時鄉下的合格醫生甚少，許多居民常說：大病要忍，小病要忍，因為醫療不方便。一般家庭只好訂「寄藥

包袋」，即是：五分珠、明通治痛丹、虎標萬金油、征露丸、愛兒茶、三支雨傘標之類的成藥應急，這是沒有辦法的辦法。軍醫借用當地學校教室作爲醫療處所，睡覺在地板鋪上榻榻米，蓋軍用毛毯一切因陋就簡。可能是政府財政困窘，短期無法普設醫療體系，所以用巡迴醫療方式補救。

　　一大早，校園便擠滿排隊看病的民眾，許多村莊小孩，流著兩行濃黃的鼻涕，大人濃瘡的現象也不少；王文其很耐心的替他們看診，他說：當初的環境，幹粗工一日所得約200塊錢，萬一上診所打針開藥至少要300元起跳，看醫生變成很奢侈的事，賒帳也是無可奈何的。

　　據王醫師診斷鄉間小孩經驗：耳鼻喉科多半從感冒開始，由於鼻子、喉嚨、耳朵都互相關聯，互相影響，這種病在急性時沒有醫好，一旦轉變成慢性的，就不好醫療；常在鄉下看到小孩鼻前掛著兩條黃黃鼻涕，父母也不知道要帶來醫治，任其垂掛著。

　　筆者回應王醫師：民國4、50年代，許多人顧「腹肚」（肚皮）猶不可得，萬一生病那有閒錢看醫生。許多村戶都靠「寄藥包仔」進行簡易醫療，每次同學媽媽翻找藥品時，好像另類「赤腳仙仔」（注：密醫），這種鄉下人自診自療，是有很大的冒險性，萬一藥品變質怎麼辦？不過在醫療缺乏的年代，也只能將就的服用了。

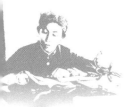

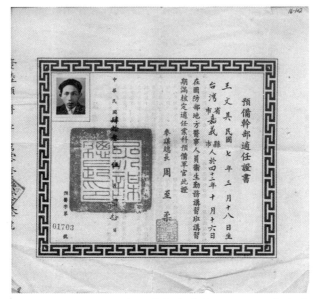

■ 國防部徵召地方醫事人員勤務講習，頒給預備幹部適任證書，時42（1953）10月16日，可見徵召作業的嚴謹。時任參謀總長周至柔。

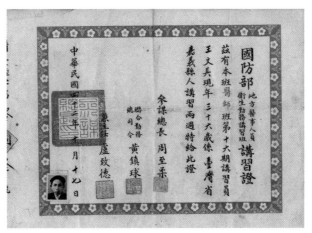

■ 國防部頒給醫事人員講習證，42（1953）10月17日。

軍醫看病免錢啦

　　根據王醫師潮州看診經驗，居民因感冒引發肺炎不少，這時他以からまいしい（鏈黴素）治療；遇有小孩麻疹、赤痢，也配以同樣針劑治療。由於口服不易吸收，只適用於腸道感染，一般都用於肺結核第一線治療。這使我想起自己於民國88年（1999）在聯合報文學獎獲得第三名的作品〈尋訪暗角癆病──回到肺結核現場〉約13,000字的報導文學，走訪台灣原住民部落，訪查近100名個案，深深瞭解：「結核桿菌是種活化石的傳染病，自古埃及木乃伊的檢體，約五千年已存，它底幽靈在每個世紀都會回來尋找人類，擺脫不了。」我從病患口中得知：他們從疾管局順口溜──送藥到手，服藥在口，吞了再走的緊迫盯人，始漸漸的控制下來，唯筆者很憂心：像鏈黴素這樣的針劑，雖對結核桿菌有顯著抑菌和殺菌作用，但易復發，復發後結核桿菌有抗藥性，無法投以同樣藥物治療。

　　日據時，台灣也遭結核桿菌侵襲，弄得各州郡皆以「牽草索」（注：牽草索即日據時對結核病或痲瘋病等不易治療且有感染性之公衛疾病，採取獨立屋隔離，四周圍上草繩以阻隔開人靠近，避免傳染。）的方式隔離病患，沒有特效藥；光復後美濃著名作家鍾理和，一生被結核病所苦，耗盡家財，熬到民國49年（1960）往生，文壇以「倒在血泊中的作家」稱譽。王文其醫師於駐村醫療時，發現類似結核病患，都轉介防癆所治療，他說：鏈黴素常見的副作

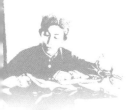

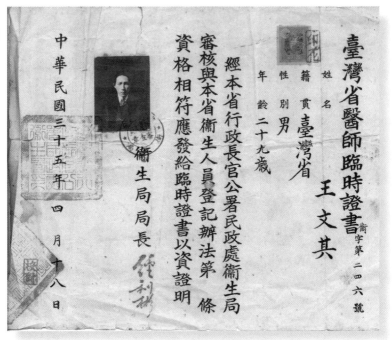

■ 台灣省行政長官公署民政處衛生局，頒醫師臨時證給王文其醫師，
「民國35年（1946）4月18日，台灣省醫師臨時證書」，看得出彼時
醫生的缺乏，是極其珍貴台灣醫界檔案。

用可導致永久性聽力喪失，也會損害腎臟，有明顯的腎毒
性。難怪筆者於87年（1998）訪視花蓮秀林鄉結核患者，
他們對療程中的副作用頗為恐懼，如過度服藥皮膚騷癢，或
施打鏈黴素後，耳朵重聽或失聰，導致逃避療程，成為另一
批結核桿菌抗藥性，變得難以治癒。

　　王醫師在潮州當軍醫時，每天早上大都喝豆漿，伙夫
常炸花生及小魚乾炒辣椒，配饅頭，讓從沒有當過兵的王

醫師感覺很新鮮，是生命中另類體驗。記得在長崎醫大時，曾於昭和17年至20年（1942～1945），日本發動太平洋戰爭時，學校成立戰區救護隊，曾救過不少受傷的日本人；如今原爆返台，再穿上國軍官拜中尉的軍服，下鄉醫療自己的同胞，都是救人的工作。筆者好奇的問：兩者的感受有何不同？

「長崎是我第二故鄉，一般日本民眾待我們還算親切，他們也是戰爭的受害者，生活像老鼠躲躲藏藏防空襲；而屏東的軍醫工作，直接面對苦難的鄉親，他們純樸好客，經常提著土雞和田裡抓到的青蛙，成串的溪魚，說讓我們醫療小組加菜。當時尉官待遇微薄，雖然吃得飽，但伙食差，唯人多好吃味，一大桶糙米飯，很快就吃光了，真正『飯桶』啦！」老醫生自嘲的笑起來。

談話重心很快回到看診的日子，王醫師提及：「在民國40、50年代，台灣是普遍的窮，三餐都是地瓜摻些白米飯，自來水很少，衛生條件不佳，以致於小孩『大肚桶仔』很多；經過我的檢查，這些面黃肌瘦的孩子，起因肚裡蛔蟲作怪，都用俗稱的『蛔蟲油』吞服驅蟲。結果前往小孩大便的地方看，哇！不得了，成綑的蛔蟲像麵條糾纏一團，大大小小，有些懸垂在孩子肛門口的蛔蟲，探頭探腦，左右搖晃，小孩子目睹尖叫：阿爸，趕緊替我拉出來，蛔蟲會咬我。」

「傻囝子不要緊，你用力大出來就好，蟲不敢咬你的啦。」留著平頭，臉上瘦黑的中年男子安撫小孩，手指夾

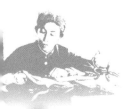
著新樂園，痛快吐著煙圈。關於驅蛔蟲這檔子事，家父李鏡芬也是軍醫，駐紮於古坑鄉古坑國小，同樣面臨打擊蛔蟲的共通問題，他告訴我：有位住在斗六溝仔貝（大崙糖廠）婦女，一臉臘黃，血氣枯衰，且肛門奇癢無比，家父經過一番詢診後，判定為「蟯蟲」所苦，用粗紙請其自拭肛門，即有如蔥根蠕動的細細蟯蟲，再以日製「山多年」治療，並從肛門灌腸酸醋，未幾，改善了婦人的健康狀況，後來還送兩隻土雞來答謝，很有成就感。可以想像醫療資源之匱乏。

有關彼時治蛔蟲的特效藥，筆者曾就教於王文其醫師的長子王柏山先生，他係中國醫藥大學藥學系畢業，目前自行開業。他指出：當時有特效的蛔蟲油，學名叫土荊芥油，這種油毒性很強，一般用在它類藥物都無效時才用，功能是打蛔蟲、蟯蟲、鉤蟲等。王文其醫師每天騎車在村落巡守，看到不少家戶有病，忍著，抓些草藥吃就算了，再怎麼苦，日子還要過，飯都吃不飽，那有餘錢看病？於是王醫師說：軍醫看病免錢啦，民眾始奔相走告。

神明、醫生一起來

這讓王文其想起故鄉——嘉義市，由於木材廠很多，找頭路並非難事，但大多數民眾非撐到病情惡化，才肯到診所看病。看完病，也輕聲的向醫師請求：「帳可不可以先記著，等阮豬仔賣再還錢？」話雖如此，到年底能依約

還帳的，畢竟是少數。潮州鎮閩、客族群皆有，王文其走動醫療時發現：潮州地區麻疹流行，許多孩子感染，雖然當時已有藥物治療，但還有很多家長捨不得花錢，覺得出麻仔是小事，只要用毛毯包緊點，吃吃降火氣的「車前草」就可，豈料有死亡訊息傳出，大家才開始緊張。民眾因為窮，除偏愛民俗療法，還喜歡動輒問神明或乩童，如同李商隱的〈賈生〉：「不問蒼生問鬼神」，成為後世流傳千古名句。

王文其當然知道「問神明」的時代背景，但也讓他傷透腦筋，如果燒香拜神可治百病，醫生館都關門好了。但他看在眼裡，秉持入鄉隨俗的心態，有次他出診看麻疹病童，家屬從外面找來兩名乩童「觀手轎」，希望借重神明之力，減少病童的痛苦，還說「也要神助，也要醫生看病兩者合一，卡有效啦！」王文其雖不以為然，但為了入鄉隨俗只能點頭回應，「對啦，神明、醫生一起來，可能比較有效。」除按步聽診打針，並開具藥品，並容許乩童作法；後來病情好轉，小孩子吵著要去「灌肚猴」（即：灌蟋蟀之意），只好跟其父母說：神明真靈驗。接著微笑離開，明知迷信可能延誤病情，可是在民風保守，生計窮困的歲月，沒錢看病，燉燉草藥試試運氣，你能大聲斥責嗎？人間的很多事是要認命的，猶記唐代詩人元稹〈遣悲懷〉：「誠知此恨人人有，貧賤夫妻百事哀。」王醫師當軍醫也只能暗自嘆息了。

另外一種流行病，最令醫師頭疼是疥瘡，俗稱：汰

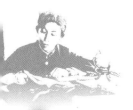

膏。形容皮膚騷癢、破皮、流膿、到處擴散之意。王文其軍醫期間最怕治療疥瘡；由於疥蟲喜歡分佈在人體皺摺處，及較柔軟的地方，故在病者的手指間、腳趾縫、腋下、下腹、屁股、陰部、女性乳房下，長出奇癢無比的疹子，晚上蓋被會更癢。據王醫師表示：疥瘡是一種皮膚感染到疥蟲，一種寄生在皮膚表層的寄生蟲，約只有針尖大小，所以肉眼幾乎看不到，很容易傳染給他人。同時衣服、棉被、床單也可以傳染疥蟲，只要從宿舍、學校帶蟲回家，一樣傳染給全家人，最後全家被搞得雞犬不寧，癢得夜夜不得安眠。

王醫師常為患者提示注意衛生，但談何容易？另，王醫師在潮州看診，都會叮嚀病家，經常用攝氏60度以上熱水燙過，至於拿被單、衣物去曬太陽，理論上無意義可言。那時常用藥物是硫磺藥膏，效果不錯，但氣味不佳且藥膏油膩。另有衛樂速（Lotion）替代。

很多人以為疥瘡是落後國家或窮人的病，所以台灣沒有疥瘡，這是不切實際之想；記得筆者在25多年前，揭發路竹鄉龍發堂黑幕，就發現不少精神病患全身感染疥瘡，堂主釋開豐以「民俗療法」對付病患，每天要他們養雞，背濕臭的雞糞到後山堆肥，導致糞汁流滿背脊，引發一堆人疥瘡，真是爛得無一塊好肌膚可放針（指皮膚淪陷）。疥瘡不只是王文其軍醫在潮州的棘手事，也是筆者揭發龍發堂內幕，盼望作品是渡化人間苦難的生命現場，結果似乎白忙一場，原來社會上有很多奇特現象撼動不了呀！據

王文其醫生說：民國41年（1952）政府財經困難，又發現台民病患很多，只有徵召開業醫生當軍醫，他在長崎醫大的同窗陳新賜也被徵調，前後只有半年。從那次「軍醫」經驗中，王醫師瞭解偏遠地區醫療的缺乏，也在心中種下日後服務鄉親的心願。

　　半年後退伍返鄉，許多被王文其醫生看過的病者，都先後寫信或寄些當地土產來感謝，讓他感受到在貧窮的年代，許多鄉親對於雪中送炭或聞聲救苦的醫生，皆有懷舊感恩之心，讓醫生這行業有成就感；不像現在動不動興訟，醫病間彼此不信任，只有利害關係。

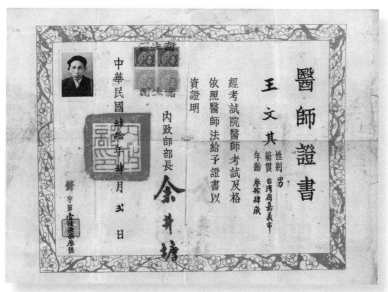

■ 王文其醫師於民國40年（1951）4月2日，獲頒內政部醫師證明；內容卻註明：經考試院醫師考試及格。顯然考試院與行政院權責不清。

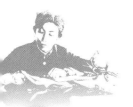

　　筆者曾問王醫師，日據台灣時，有那些重大的公衛疾病？醫師的普及率如何？王醫師回答：傳染病如霍亂、鼠疫、天花、瘧疾、結核病、癩病（俗稱麻瘋病）等，尤其是麻瘋病，台北總督府於新莊創立「樂生療養院」，收容7百名病患。另日治時，台灣分甲、乙種醫師，甲種以領有日本內務大臣簽發之醫師開業許可證，或由總督府發給之執業許可證爲限。另一種是「限地區」就是限定區域、期間暫准其執行醫療，以舒緩醫生之不足。

　　筆者閱讀《日治時期台灣衛生史料特展專輯》，內文提到：「台灣因情形特殊，另定於山間僻遠地區，得審查其技術，限以地域、期間而暫准其執行醫務。此限地醫須經考試取得資格，故其人數不多，至昭和20年（1945）僅289名。」[26] 印證日據時，確有因醫生短缺因應之道。至於麻瘋病並非傳染病，但台民自古對此病極爲忌諱。早在雍正15年（1736）彰化知縣秦士望設養濟院於東門外八卦山下，專門收容癩病患者；該養濟院又稱「癩病營」。台灣總督府則於昭和20年（1929）創建樂生院，凡發現癩病患者，皆以強制收容，造成對病患人權嚴重侵害。

老診所的歲月風華

　　王文其醫師緩緩道出日據對公衛疾病的對策，及戰後

26　許錫慶撰述，《日治時期台灣史料特展專輯》，南投，國史館台灣文獻館，2009年7月，頁108。

台灣醫療資源的匱乏，將話題轉回在嘉市民族路的看診經驗，回到他最熟悉的領域。他說：「我在民族路那邊開業近20年，看病收費沒有一定的標準，未收掛號費之類。當時藥價便宜，打針吃藥大概拿個30元左右；由於當時醫師分科沒那麼細，幾乎什麼毛病都看，有點像當今家醫科，什麼病都有一定的概念。至於診所的藥品都從藥廠買的，也有外務員來推銷；王醫師原則上仍採買日系或美製藥品，覺得比較有信用。」

以前診所跟大醫院各有職責，大病或須要開刀住院者，幾乎都往大醫院送，或由小診所基於職責吩咐轉送，小病或慢性病由小診所來看診，大家很有默契。但如今不同了，地區醫院，教學醫院大小病通吃，設備也一應俱全，迫使小診所的經營日漸困難，何況有健保之後又要準備相關醫療器材，添加設備變得很麻煩。

目前儘管中央醫院（實際上屬診所規模）早已歇業、停診，但仍舊保留昔日的醫院設施，舉凡掛號窗口、領藥處、中央醫院大匾額，墨寶蒼勁雄渾，象徵老醫生的精神猶在。筆者好奇：「王醫師，既然早在幾十年前已休診了，為何還保留診所設施？」

「你有所不知，這些設備文物都跟我一輩子，也是醫生工作讓我養育五男二女，而且都有不錯的表現，所以人要懂得惜物愛物，總是一種懷念和不捨呀！」王文其醫生道出事情的原委，也讓我瞭解那世代的人，對清貧生活的認同，所謂「清貧」非一無所有，而是讓物慾輕淡一點，

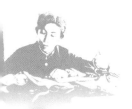

奢侈少一點。遙想光復後一般民眾生活苦，穿舊的衣服捨不得丟，三餐番薯簽飯，一樣的清風明月，給人生孤旅鍍上一層素樸的色彩，常言：「無米吃甘薯塊湯嘛好。」回首前塵，人間的峰迴路轉，加上原爆加之於其身體的傷害，讓王文其一直把診所的看板掛著，有病人也好，無病人也好，就是替歲月豎個里程碑，誰曰不宜？

　　王文其醫生無奈的說：「從前醫生跟現在不一樣，各人嚴守工作崗位，不會搞宣傳，但現今醫生透過媒體捧自己，如整型、隆乳，已把醫療商品化了，比起我那個年代，很不相同。」老醫生冷眼觀察不同世代的醫療環境，他的結論是：「以前看病醫藥費都可以欠，現在不行，沒錢連掛號費都通不過；醫、病關係越來越疏遠，這是一種悲哀，以前都有情義相連，雖然窮，沒有錢，但我們醫生也是寬大的，視救人為第一要務，唯現在社會就變得比較無情啦！」

◎醫藥世家

延續醫師香火為職志

　　王文其一生以醫療為職志，也將一群兒女推向醫療圈子，長男王柏山畢業於中國醫藥大學藥學系，自行開業；次男王柏生中山醫學大學醫學系畢業，曾服務省立嘉義醫院，退休後兼任多家醫院醫師；三男，王柏林高雄醫學大

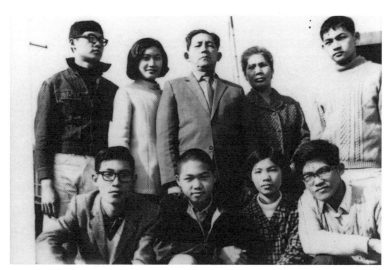

■ 王文其醫師夫婦與五男二女攝於民國49年（1960）農曆春節前後。

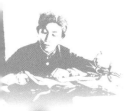

學牙醫系畢業,與妻子胡窈玲牙醫師,在高雄市開設「德林牙醫診所」;長女王碧珠嫁劉國昇醫生,劉醫生曾任嘉基耳鼻喉科主治醫師,現開設「劉耳鼻喉科診所」;次女王麗珠嫁黃銘模醫師;黃醫師曾服務於林口長庚醫院主任醫師,嘉義基督教醫院內科主任,現自行開設「黃銘模診所」。四男王柏祥,文大畢業後赴美留學,畢業於美國俄亥俄州立大學碩士,旅居美國矽谷並與夫人朱淑貞(同校)開創資訊電子業,事業有成。

不敢遠遊的醫生孝子──王柏東

五男,王柏東畢業於中山醫大牙醫系,現開設「王柏

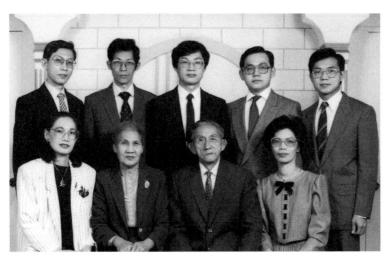

■ 王文其醫師合家歡:後排左起長男王柏山、次男王柏生、三男王柏林、四男王柏祥、五男王柏東;前排左一長女王碧珠,右一次女王麗珠。

東牙醫診所」；由於王柏東喜歡欣賞藝術作品，兼及中國、日治、光復後台灣古錢幣收集，空暇皆以玩賞老字畫，鑑賞古籍圖案，及雕工細膩，色澤高雅，木材紋路奇突之骨董家俱、紅眠床。

在牙醫的治療過程，往往跟病人一樣神經緊繃，直到晚間結束看診，不免身心疲累，但王醫師不煙不酒，唯一的精神出口即回歸藝術天地，看水墨畫裡的孤舟、山水、空間的倒錯與逆差，皆形成另一種天地之美。靜遠的禪境，感受李白於〈黃鶴樓送孟浩然之廣陵〉：「故人西辭黃鶴樓，煙花三月下揚州。孤帆遠影碧空盡，唯見長江天際流。」孤帆望遠影，是一種時間、空間的移動，唯見長江天際流，是浩浩蕩蕩，滾滾長江東逝水，古往今來的歷史陳跡，都重新在江水漂盪。過去，王柏東為踏尋更精緻的古董文物，經常拉下鐵門，隻身前往大陸尋寶，儼然是個古錢幣鑑賞家。長期的浸淫，培養對古錢幣極高的鑑賞力。

王柏東醫師大隱隱於市，以藝術之眼欣賞陽光晴美，以古字畫餵撫精神的荒蕪，只要日光移動，閃亮青翠的小小枝葉搖曳，就能體悟生命底脈絡，他曾告訴筆者：「端坐在這裡，我豐富如整片森林；寂慾，讓人迅速的找到真我。」這一家人出了不少醫生，除了出於基因和家庭背景的影響外，自身努力奮鬥也功不可沒吧。

平時「隱於市」，除玩賞古文物，王柏東醫師的最大理由是：92歲的母親蘇素櫻，近年來由於退化性骨骼酸

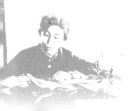

痛，加上造血機能弱化，經常需輸血；每當身體不舒服時，她就撥電話給柏東：「我腳腿酸疼，飯也吃不下，你趕快過來……。」在電話那一頭看診的王柏東，接過電話說：「卡桑，小等一下，我會趕緊登去看您，免緊張。」處理好病患，王醫師直奔老家。據筆者得知：由於兩老長年與么兒柏東一起生活，有較大依賴感，母親只要身體不適，便一通電話呼叫么兒；通常遇看診時，先由妻子李瑛霖先行處理，那畢業於台大國貿系，隱身幕後當家管，也是牙醫師的最佳幫手，做事細心、說話輕聲細語，頗為公婆歡心。

　　現在王醫師除非重要事，否則不敢遠行，就怕老母親

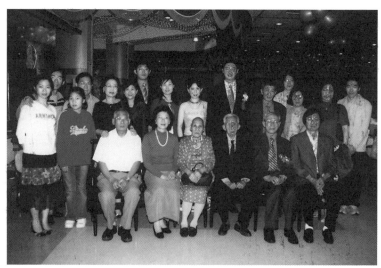

■ 王文其醫師的三代同堂（含女婿、外孫），家族皆以醫師、藥師傳家，是典型醫生世家。

隨時呼叫，萬一找不到人，她會很不安，終日心心念念，很黏王醫師。唯王醫師認為：父母有福安享天年，都90多歲，當兒子多擔代些責任也是福氣，「我喜歡被黏的感覺，這是上帝安排。」目前三餐侍奉湯藥，及餵食菜飯大都由其妻代勞。母親年紀老邁，脾氣如小孩，晴時多雲偶陣雨（難以捉摸），媳婦堅持輕聲細語，大小事均迎刃而解。為分擔勞務，其大嫂王柏山之妻也輪班看顧，一家皆有孝悌之行。

關於王家相處之情，筆者於嘉義口訪中亦有發現：吾一早自彰化轉車至嘉義市，與王文其醫師談不到2小時，坐在一旁的醫師娘便說：「好了，休息去，不要再問了。」此情此景大家乾瞪眼，什麼話也不敢說。與她年輕時主導全局一樣俐落，多虧柏東兄再三美言，我才能從容問下去。否則老遠一趟路又泡湯了。誰言：人活到90歲就跟生命搶時間？幸好，老醫師王文其性情溫文儒雅，他永遠的手勢：默默抽根煙，古今多少事，都付笑談中。

某日。柏東兄來電：「家母最近造血系統不佳，經常需輸血、抽痰。同時食物常卡肺部，導致肺發炎，情況令人憂心……。」不久傳來，醫師娘蘇素櫻於民國100年（2011）11月1日早上9時6分病逝，享年92歲。並於11月12日舉行公祭，筆者受邀擔任祭文朗誦，揭開昭和年間一對平凡夫妻，如何面對戰爭的侵襲，如何節衣縮食培植7名子女進入醫藥界……。祭場上人來人往，虔心禱祝，蘇媽以92歲天年壽終正寢，接引極樂世界。筆者擔心老醫生

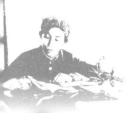

想不開，他坐在客廳一角沉思，抿緊嘴角，想辦法把淚水含住，70多年夫妻形影相隨，鼻息相通，突然少去夫人身影，千絲萬縷任誰也無法割捨啊！看得令人心酸。

「老醫師要看開點。」我貼著他耳朵。

他沉默不語，只是遠遠凝視鮮花裡，夫人遺照……久久……。

◎求償無門

迴避歷史道義的日本政府

根據聯合報於民國89年（2000）3月8日刊〈原爆受害，兩醫師控日求償〉及民國98年（2009）5月14日標題〈原爆倖存92歲等到日本補償〉兩則新聞，聯合報透過駐日本特派員陳世昌記者，劍及履及追蹤台灣人歷史案件，讓原爆傷及無辜展現於世人面前，促使筆者「接力棒」，展開追蹤可能變成歷史「懸案」的調查。理由很簡單：有關二戰期間日本政府該負的賠償責任，不是迴避歷史道義，便是極盡掩蓋、脫罪、藉口之能事；筆者自民國93年（2004）投入太平洋戰爭調查，幾乎所有台籍父老兄弟姐妹，不管出於志願或被強行徵召，遠赴中國大陸或南洋戰場，日軍戰敗投降後，至今已逾66年頭，竟然對台籍軍人、軍屬撫恤賠償等問題皆充耳不聞，比起德國的誠心道歉，與受侵略國家輸誠交友，實在不可等而視之。

讀者或許還記得如下事件：婦女救援基金會理事長王清峰，主持的慰安婦阿嬤官司，東京地方法院草草結案，粗暴對待一群年邁阿嬤，該協會並以〈阿嬤的故事〉紀錄

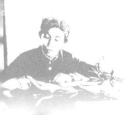

片，向世人揭發日軍獸行。另筆者訪查台籍軍屬（注：不具軍人身份的傭役），如高砂義勇軍、拓南工員、海軍工員、戰俘監視員、從軍看護婦、巡查補等，他們都沒有獲得日本的賠償。少數有階級的陸軍特別志願兵，海軍陸戰隊，他們原以為從萬人中考選出來，應可跟日本兵平起平坐，享受相同待遇，結果卻大失所望，小說家陳千武在他的〈旗語〉提及：「台灣青年沒有義務當日本兵，但可以特別志願，就是在巡查、保正（今之村里長）監視之下，很『特別』在志願書上蓋章申請。成為『榮譽』日本現役兵後，可獲得跟日本人一樣的義務，與稍有不同的權利，所謂權利，卻是為日本天皇陛下『敢死』為光榮的權利。」作家陳千武自帝汶島「活著回來」，迄今並無獲日方任何方式的賠償或補助。

另台籍戰俘監視員，筆者自民國93年（2004）進行全島尋訪調查，並遠赴九州宮崎郡、東京杉並區、婆羅洲等地，尋訪戰俘營遺跡，及26位被判死刑戰犯；176位被判2至25年不等的戰犯，刑期逾10年者於終戰後，旋即解押到東京國際監獄「巢鴉監刑務所」，繼續未完刑期，誠是苦難永無盡頭。為爭取台籍戰犯正義的起點，住宮崎的林水木在宮崎地院打官司，爭取合理的戰犯補償金，官司一打30多年，然而直到民國92年（2003）被高等法院駁回，確定敗訴。戰後日本對這群垂老戰犯，非但未施予援手，還視如陌路逃避戰爭責任，經滯留日本的簡茂松、林水木長期據理以爭（包括上朝日電視台、透過媒體報導），仍然

無法改變台、日間差別待遇的事實。

去年（2011）5月中旬，簡茂松病逝於東京杉並區，筆者直到7月底去電東京，手機、家中都電話不通，情急下轉問其台北胞兄簡敏年，91歲的胞兄說：「簡茂松因支氣管阻塞往生，我年事已高，已無法赴日見他一面。」另九州宮崎林水木也臥病，他們皆近90高齡，一個世代結束。何況日方引用「國籍法」迴避戰爭責任，其他類別的軍屬情況亦差異不大。難怪日本元老級畫家平山郁夫，曾任東京藝大校長，他於廣島原爆受害，感染白血症，一生同情亞洲地區被日軍屠殺國家，走訪絲路140多次，向世人鼓吹平壤高句麗的古墓壁畫重要性，是日本國內反對小泉首相參拜靖國神社最力者。[27]

這樣一個對侵略戰爭缺乏反省的政府，屢次讓台籍軍屬求償無門，如何消弭戰爭的創傷和仇恨？如何贏得世人的尊敬？在長崎遭到原爆傷害的美濃醫師陳新賜，與嘉義市王文其醫師，將參加原爆集體訴訟，要求日本政府賠償。「朝日新聞」電子報載：上述兩名醫生將參加由五個國家受害者組成的，海外受害者集體訴訟，創下台灣人先例。據筆者訪談家屬得知：是原爆受害團體主動跟他們聯繫，而父親年紀這麼大了，訴訟只想討個公道。

---

27 李展平著，《戰火紋身的監視員》，南投市，國史館台灣文獻館，2007年7月，頁103～104。

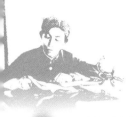

長崎原爆

選擇性的賠償與漠視

　　王文其么兒王柏東說：日本長崎郡役所（注：市政府）曾通知其父親領取「原爆受害者健康手冊」，每月可領台幣9000元補償金，唯後來又說醫療證明不足，沒有通過。關於這種前後矛盾的作法，在二戰後日本政府對殖民地人民的求償亦屢見不鮮，猶如台籍戰犯林水木，15年刑期關押巢鴨監獄，日本史家茶園義郎編著《BC級戰犯審判相關檔案》，裡面均有詳細記載判罪過程，而這群被迫開槍或虐待盟軍戰俘的台籍監視員，經筆者深入瞭解後，均迫於長官命令，不得不從，如此國家暴力的犯罪行為，日政府竟以「國籍法」即：戰前你是台灣殖民地人民，戰後始申請入籍日本，戰爭中你不具日軍身份，如此牽強的理由，竟成為台籍戰犯被駁回的遠因。

　　歷史殷鑑不遠，王文其原爆受重傷均有不少人證、物證，長崎市政府亦核發「原爆受害者健康手冊」給王醫師，卻未撥補助金給他，形同健康手冊聊以自慰，沒有實質的作用。長崎醫大的原爆受害者，台灣目前僅存王文其、陳新賜兩位，其餘受害者屏東縣施景星早已去世，補償金每月才新台幣9,000元，日方卻百般刁難，何況是一個95歲長壽老人。

　　2003年日本修訂「被原爆者援護法」，對二戰遭廣島、長崎原爆受害的外國人核發受害津貼，但須親自到日本接受檢查；當時86歲的王文其不堪旅途勞累，並未前

往，直到2008年底日本再修法放寬不需到日本體檢，他才順利取得全台第一本「原爆受害者健康手冊」，第二本是其長崎醫大同學，現居美濃的陳新賜醫生（今已99歲），他已領取每月9,000元補償金。民國99年（2010）朝日新聞記者，透過交流協會聯絡，希望聯合更多人一起求償，陳新賜長子陳家玉，曾任中山醫大校長，他說：「父親一聽就答應了。」另王文其么兒王柏東表示：「日本律師界將協助受害者集體訴訟，既然日本有許多人要幫忙，我們也樂於配合。」

　　由於日本政府對二戰的逃避戰爭責任，並採取選擇性的賠償，對外交強勢、戰略關係重要夥伴皆優先談判認賠，如《朝日新聞》報導：日本對國內原爆受害者提供醫

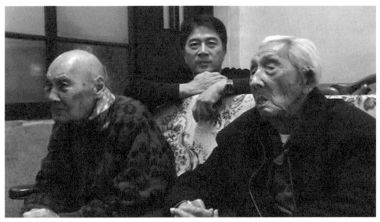

■ 筆者（中）三番兩次拜訪王文其醫師夫婦，由於王醫師從死亡邊緣搶救回來，好客、易相處的他，面對原爆記憶猶新卻有極複雜感受，直說有手冊拒絕賠償，日方實在無賴。（按：夫人於民國100年11月1日往生）

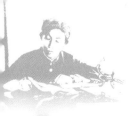

療等援助，但排除海外受害者。日本政府去年底、今年初和南韓原告和解，賠償每人110萬日元（約新台幣39萬元）。據悉：韓國在二戰被日本徵召的慰安婦亦賠償解決，只有台灣及少數亞洲國家被擱置在歷史牆腳，因為弱勢，日本政府不看在眼裡。回顧二戰歷史，台籍日本兵、軍屬，派遣南洋作戰高達230,000多名，其中在異域喪失寶貴生命者約30,300多人，而合於日本戰前規定奉祀於東京靖國神社約28,000人之譜。面對殖民地的悲劇，日本不僅漠視慰安婦阿嬤的控訴，也對176位台籍戰犯冤屈、權利不理不睬；從民國93年至101年（2004～2012）的漫長歲月，他們透過律師、媒體、司法求償，卻白忙一場，到最後什麼也沒獲得，還要負擔敗訴的訴訟費。難怪前日本全國公會律師理事長土田公獻感慨表示：「戰後的問題不解決，日本永遠擺脫不了二戰陰影。」

西德總理施洛德接見韓國總統盧武鉉說：「德國永遠在反省戰爭的罪過，該賠償該道歉絕不隱藏，不像有些國家一直不敢面對歷史的光榮與恥辱，永遠交不到知心朋友。」暗指日本逃避歷史罪過。同時民國83年（1994）獲諾貝爾文學獎的大江健三郎，以《廣島札記》、《沖繩札記》震驚文壇，作品試圖以邊緣對抗中心，得獎後日本平成天皇欲頒發文化獎章給他，大江拒絕受獎後表示：「日本從未對二戰亞洲受迫害及屠殺的國家，作誠摯的道歉與金錢賠償，日本歷史永遠是殘障的。日本天皇不能自外於戰爭，並須對戰爭負責。」

　　以上拉雜引證的個案，也許跟長崎原爆沒有直接關係，甚至於與日本辯護士（按：律師）主動來台幫忙原爆受害打賠償官司，也不盡脈絡相連，但日本自民國26年（1937）藉盧溝橋事件發動侵華戰爭，民國30年（1941）11月奇襲珍珠港，引爆太平洋戰爭，不管中國大陸與殖民地台灣，皆受到相當嚴重的燒殺擄掠，國破家亡，他們皆有歷史的共相：求償無門，掩蓋戰爭的罪惡與事實。

　　筆者有幸長期投入太平洋戰爭書寫、調查，觀照大陸的八年抗戰，深感：當今日本政府不敢面對歷史罪過反省，原爆受害者台灣也不過18人（已知者），長崎醫大受害3人，施景星去世，只剩嘉市王文其，今年95歲，美濃的陳新賜醫生，今年99歲，面對兩位壽比南山，松柏常青的人瑞，日本政府想「利用時間的自然消逝」拖延賠償問題嗎？慰安婦阿嬤如今已剩不到6個，而台籍戰俘監視員（包括台籍戰犯），從民國93年（2004）的40多位，如今滯留日本只剩4位，台灣也只剩下3人了，歲月無情，的確幫日本政府清理很多棘手問題，但歷史會紀錄這一切；幾乎每推開一扇歷史的窗口，即望見無明的黑洞向內延伸，生命的曙光是透不進來的。

　　或許以「內視角」的敘述，透過文學收拾歷史的傷口，在生命的夾縫中開出一朵希望之花，也能見證二戰帶給台灣人的不幸與悲劇；時光之河在黑夜或白日，平靜的流逝，沒有喧嘩，沒有洶湧，也看不到迴漩，只有輕輕閃動的波光，如志摩詩「偶而投影在你的波心，你不必訝

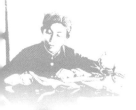

異,更無須歡喜,在轉瞬間消滅了蹤影……。」

無視他國傷痛的國族傲氣

平成22年(2010)8月6日,日本廣島紀念原爆65周年,上午在該市和平紀念公園,舉行原爆死難者慰靈及和平祈念儀式;聯合國秘書長潘基文,美國大使魯斯均出席,是首次有聯合國和美國大使參與廣島原爆慰靈式。由於首次派遣大使,備受全世界注目,魯斯全程面色凝重,除與主辦位寒暄握手外,未發一言,儀式結束隨即離去。他透過大使館發表聲明:「爲了未來世代,世人應朝無核武目標邁進,美國將加強與各國合作,讓非核世界得以實現。」

世人皆知:長崎、廣島的原爆,迫使天皇透過廣播納降,結束血腥的二次大戰。廣島市民接受電視訪問說:美軍以原爆攻擊廣島,65年後才看到美國大使前來,實在太晚了。也有民眾希望歐巴馬11月到日本參加亞太經合會(APEC)時,順道訪問廣島、長崎,親眼見證兩地65年來,日人如何從人間煉獄中走出來。日相菅直人更直指:「美國至今不曾就原爆向日本致歉。日本去年(2009)又有5,510名原爆傷者死亡,廣島原爆死亡人數增爲26萬9,446人。」

筆者多次往還日本,參訪東京靖國神社,北韓平壤飢荒苦難日本人等史料展,他們敏感而近乎神經質的牢記戰

爭的創傷，甚至於長崎、廣島原爆紀念館及其它遺址，極端寫實的展現原爆慘狀，無辜百姓之痛，歇斯底里的重複吶喊，複製「歷史之痛」，這種狹隘的歷史悲情固然值得同情；唯反觀二戰盟軍及亞洲受侵略征戰之地，那麼多無辜生命毀於日軍武士刀、槍彈下，他們該向誰索命，向誰爭取歷史正義的起點？

筆者民國94年（2005）、96年（2007）分別到東京靖國神社尋找台籍殉難名錄，目睹一群80多歲婦女及青年釋放和平鴿，祈求世界和平，不再戰爭；午後，一群穿著海軍制服的老兵，他們身形老邁，儘管滿臉殺氣，但已撐不住鬆垮的身體，嘹亮的合唱「海行かば」（按：日海軍軍歌），及「同期の櫻」慰靈式典，猶如置身在太平洋戰場，一副自我陶醉的軍人模樣，臉上傲氣、神氣似乎不減當年。不同的階級，不同的遭遇，呈現複雜多變的感情，讓歷任首相參拜靖國神社，皆成國際爭論的議題。

我在神社停留一天，就看到不同團體的政治圖騰，真是傷心人各有懷抱。這使我想起余秋雨描寫〈交纏的聖地〉耶路撒冷的「哭牆」：這堵牆曾是猶太王國第二聖殿，羅馬人在毀城之時，為保存自己勝利的證據故意留下的。以後千年流落異鄉的猶太人，一想到這堵牆便悲憤難言，直到當今，猶太士兵抵達這面牆時，仍會號啕一片。靠近哭牆男女分兩端，男士靠近時必須戴帽，女士離開時不能轉身，有人用嘴親吻牆石。於是哭聲、歌聲、誦經聲、嘆息聲全都匯於牆下，以上是作家余秋雨對「哭牆」

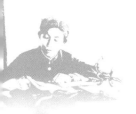

的千年感懷。猶太人將千百後的流離失所，民族感情及創傷印記，內心的符碼，皆封存在那片哭牆，世世代代，永不忘懷。

相對於日本之於靖國神社，原只是奉祀一把老匠師的武士刀，經軍國主義操作下，竟成爲亞洲人的惡夢。日本百姓的哭聲、嘆息聲、軍國甦醒的象徵，它表彰了一個民族的窮兵黷武，亡靈軍魂的棲身之所。無怪乎如此交纏庶民、政客、野心家的俸祀之地，經常引發亞洲人歷史的傷痛、風暴。

面對原爆67年，當年駕駛B29轟炸機在廣島投下原子彈（代號胖子）的飛行員保羅‧提比特的兒子，批評歐巴馬政府派大使參加這項儀式，是對日本無言的致歉（an unsaid pology），是企圖改寫歷史，要是他父親在世，絕不會同意。戰爭某些時候是正義消滅邪惡，如當年美軍不在廣島、長崎投下原爆，不知還有多少無辜生命死於戰火？

當日本不斷的高喊「原爆之痛」時，首相菅直人猶報怨美國不曾向日本道歉，這些日本領導人可曾想過：當他們發動七七事變，展開八年侵華戰爭，殺戮成河，死屍堆積如山，日本可曾向中國人道歉？當台灣成爲殖民地時，大東亞戰爭爆發，台民超過20萬人派遣南洋，戰死或成爲求償無門的台籍日軍、軍屬、慰安婦，日本可曾向台灣人民道歉？原諒自己容易，原諒別人很困難；日本不能以更寬容的格局向受迫害亞洲鄰國誠摯懺悔，有什麼臉要求美國道歉？

沖繩縣當核化白老鼠的諷刺與弔詭

自民國49年（1960）美、日簽署安保條約，民國61年（1972）美國把沖繩歸還日本；民國95年（2006）美、日同意遷移沖繩普天間美軍基地；民國98年（2009）首相鳩山由紀夫矢言重新檢討普天間基地遷移議題，主張將一個美軍基地移出沖繩，撼動美日關係。自大江健三郎以《沖繩札記》揭發沖繩的不幸及「代罪羔羊」，接著日本將沖繩「讓渡」給美軍作核子動力潛艦，及核子儲存基地停靠站，導致沖繩作家以島國筆調和情感，揭露沖繩海域的「海撈生物」變成「秘雕怪魚」，帶有毒害之魚貝，且從深層海域挖出含鈷六十及鈽的化學元素，它是一種放射性物質，會毀損人體DNA，造成內臟輻射中毒，可怕的是，它沒有解毒劑。

而今日本政府口口聲聲呼籲：原爆帶給廣島、長崎之劫難，要美國總統歐巴馬出面道歉，卻於戰後與美國簽定多項戰略合作，以沖繩作為國防、軍事的平台，讓沖繩島民蒙受強烈的核害危機，不管是飲水、海撈養殖、土壤，均籠罩在輻射值高的環境中，儘管沖繩知識份子、文化人以各種管道向世人發聲，但在美、日強權控制下，建立「非核家園」只是痴人說夢罷。非屬日本本土的沖繩縣，沖繩住民從二戰迄今，遭受日本的凌遲出賣，幾乎苦難永無盡頭。而日人深知核爆的可怕，反核運動幾成國人主流價值。為何仍選擇沖繩縣當核化「白老鼠」？歷史的諷刺

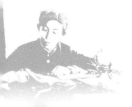

與弔詭莫此爲甚。

台灣18名原爆受害者健康手冊

　　民國99年（2010）10月下旬，日本律師（日漢文「辯護士」）向山知先生，現執業伊勢谷法律事務所，喜多鐵春，現執業開成法律事務所，兩人自大阪來台，希望幫台籍原爆受害者王文其醫生及美濃陳新賜醫生，向日本政府申請原爆賠償，一次約領日幣150萬元，折合台幣約50

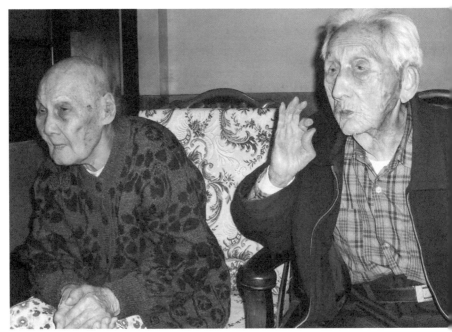

■ 王文其夫婦於舊式診所，接受筆者訪問，暢談原爆往事。

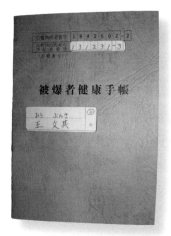

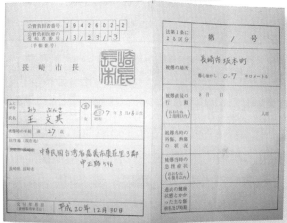

■ 長崎市政府頒給原爆受傷補償證書。補償證書內
　頁，空有健康手帳日本卻不給賠償，原因是：王文
　其醫師現無明顯原爆後遺症，故不發賠償金。日方
　一再拖延時日，執意不賠，是對殖民地人冷血態
　度。

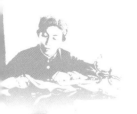

萬；另長崎市政府發給王文其的「健康管理手帳」（注：手帳即手冊），每月約日幣33,900元，約合台幣約9,000元。後因資格不符，形成有證件無實質補償，由此可見日方對台民補償之苛薄與嚴格，王文其都已95歲的高齡，還能拖多久？

面對兩位日本律師千里迢迢來訪，為伸張正義打拚，王文其帶著怒氣表示：「我已經95歲高齡，身受日本完整醫學教育，沒想到日本對台灣子弟原爆賠償差別待遇，幾年來日本NHK、朝日新聞都拜訪過我，總計不到台幣50萬的補償金，竟能拖延半世紀之久，那是對殖民地的歧視。」一向溫和、內斂、慈祥的老醫生，每觸及日方賠償問題，總會情不自禁的動怒，最明顯的，其耳根、臉色漲紅，講話特別激動、快速，不像平常慢條斯文。而且王老生氣時，煙抽得特別兇，會一根接一根。我們明知菸中有害物質除焦油、尼古丁外，行政院原委會研究證實：國產及進口煙均含有「釙」等放射性物質，吸菸也等於吸進輻射物。但思緒清晰的老醫生，除抽煙愛好還是抽煙，其子女均軟性勸導父親少抽，但效果不彰，只好「順」他了，否則強制執行，後果誰敢負責？

遲來的正義
──日本律師團見義勇為

回歸正義起點

　　沿著高鐵及高速公路相聯結的都市：台北、台中、嘉義、台南、高雄、屏東，這些追求歷史正義的日人，將尋人當成旅遊，高鐵窗外，由高樓建築風貌，逐漸變為綠色田園蔓延的農村地帶，河堤蘆芒花逐浪而去。隨著逐漸奔向溫暖的南部，沿著海岸線開始出現椰子樹等南國特有植物林立的風景。

　　在這個小島上有在廣島、長崎遭原爆的人們緘默的生活著。這群人中，有生於台灣，曾留學日本的學生；有曾進入日本軍隊的軍屬；有戰後嫁到台灣的日本女性。他們胸中各自隱藏著「可怕」記憶。會面的12人，向平野伸人、律師向山知吐露：如同已埋葬「失去的時間」，命像撿回來似的，這世人對賠償不抱任何希望呀！

　　「那場戰爭真是意料不到！若沒有戰爭的話。」一名原爆受害者落寞的說著。日據、太平洋戰爭、而後戰敗，移向統治的國民黨政權，又隨後持續戒嚴時代，只能隨歲

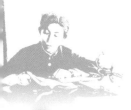

月的流失而終老，讓歲月療癒創痛，他們無傾訴窗口啊！

　　訪問後，這群律師秉持同情、悲憫之筆，紀錄台灣原爆受害者近況，他們的後半生以及原爆的親身經歷，並整理出原爆後66年才開始的支援行動；以及回顧因日本政府忽略，由這些民間人士登高一呼，展開對海外原爆受害者支付慰問金，而提起國家賠償訴訟的過程，儘管很吃力不討好，有人不看好說：別浪費力氣了。為回歸正義起點，還得硬著頭皮做。

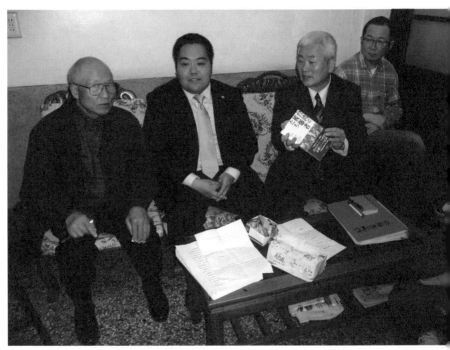

■ 民國101年（2012）3月15日11時，日律師向山知（左二）、原爆關懷會長平野伸人（左三），帶來原爆賠償消息，並出示新書《台灣の被爆者たち》，於王文其醫師住宅。

海外原爆受害者問題

民國101年（2012）1月，在台灣有18人取得「原爆者健康手冊」，其中廣島、長崎市民為支援在海外的受害者，於民國100年1月起，3次與12名在台原爆受害者會面，聽取其被原爆傷害的痛苦經驗。在廣島、長崎遭原爆襲擊的，並不只是日本人而已，還有曾經以強制性或非強制性的方式，為日本殖民地工作、服勞役的朝鮮人，因居住於廣島、長崎，而遭到原爆受傷。據說：原爆受害者約一成為韓國人，又有中國人，少數德國、法國等宣教士，以及來自馬來西亞等南洋島國留學生。此外，在長崎有二座俘虜收容所，收容荷蘭、英國、澳大利亞等俘虜也遭到原爆之害。因此存在許多「外國人原爆受害者」。

相對的，戰後逐漸居住到美國、加拿大、巴西等地，而這些不居住於日本本土的廣島、長崎原爆受害者，則被稱為「海外原爆受害者」，不論是外國人，或是日本人，日本政府在戰後對於原爆受害者幾乎棄之不顧，而無任何援助活動，使其被置於孤苦、無助、深淵，這點是「海外原爆受害者」所提起的共同命運與遭遇。

海外原爆受害者在韓國約有2,700人。登記於韓國原爆被害者協會的有2,530人，未登記者雖不足100人，但每年約死亡100人，儘管如此，在這20年間卻仍保持2,500人的水準，由此顯示出仍有潛在的原爆受害者存在。北韓約有1,000人，美、加等地約有1,000人，巴西等南美各國約有

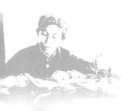

150人左右。這30幾個國家，約5,000人原爆受害者，僅因不居住於日本，而未獲得任何援助，稱為「海外原爆受害者問題」。

海外原爆受害者問題是起因於日本政府（舊厚生省，現在的厚生勞動省）對於原爆受害者援護的觀點。有關「原爆受害者援護」，變成是1969年當時厚生省公眾衛生局長於國會答辯時稱「法律的原則是地域社會之福祉。」因此到現在，不承認「被原爆者援護法」之「國家補償」義務，且這種國家傲慢仍一直持續存在。

其中最早發聲是韓國原爆受害者，民國54年（1965）日韓條約締結後，韓國的原爆受害者於民國56年（1967）以郭貴勳為中心，設立韓國原爆被害援護協會（現在的韓國原爆被害者協會），而開始對日本政府進行求償運動。因此，韓國原爆受害者的救援活動就變成市民運動，民國60年（1971）擴大成「韓國救援原爆被害者市民大會」，直到現在一直持續進行支援活動。

韓國原爆受害者者孫振斗於民國63年（1974）偷渡日本，請求發給原爆受害者援護手冊，一直爭到最高裁判所。結果得到「僅限於日本才適用原爆醫療法」這樣的判決。此後，韓國原爆受害者獲得「來日將可接受原爆受害者援護」的權利，但日本政府（厚生省）卻以「僅限於日本……」的最高裁判文來反擊，認為不包含「不在日本之原爆受害者……」，而以所謂「402號通達」的公共衛生局長通知，持續且長期對海外原爆受害者進行差別對待。

此訴訟以後，司法判斷傾向於「原爆受害者不論在何處皆為原爆受害者，被原爆者援護法是以廣泛救濟原爆害者為目，而制定之法律。」

海外原爆受害者訴訟達40件，多為原告勝訴。但日本就連裁判所輸的部份，也不想承認。甚至韓國受害人到日本後取得的健康管理津貼，卻因出國而遭止付，而且不承認來自海外的津貼申請。總之，日政府對殖民地之求償，極盡刁難之能事，台籍軍屬、慰安婦、志願兵、海軍工員等，求償無一例外。待遇比韓國不如甚多。

以往只因未居住於日本這樣的理由，而無法獲得原爆受害者援護的「海外原爆受害者」，經由40件以上的「海外原爆受害者訴訟」，而逐漸實現其恢復權利的目的。

國家理應對這些海外原爆受害者，自動謝罪並支付慰問金才對，但收到最高法院判決後，卻採取「若海外原爆受害者提起訴訟，將予以和解並支付慰問金」的對應策略。因此，海外原爆受害者集體訴訟開始進行，至民國100年（2011）年11月時，韓國、美國、巴西、加拿大、澳洲、瑞典的原爆受害者已成立和解。

韓國的原爆受害者之中，已成立和解的於廣島地有631人，長崎地有856人，大阪地有1,062人，合計有2,549人。此外，美國、巴西、加拿大、澳洲、瑞典的原爆受害者有478人已成立和解。目前正提訴的原爆受害者估計也會逐漸的成立和解。海外原爆受害者中，已成立原爆受害者團體及支援團體的韓國、美國等國原爆受害者，很早

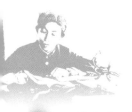

就參與國家賠償訴訟，但少數原爆受害者國家卻遲遲未進行。

　　律師團注意到台灣有14名原爆受害者寄回問卷。與舊長崎醫科大學有關的台灣人原爆受害者，至今已確認王文其、陳新賜下落，長崎市海外原爆受害者支援連絡會（共同代表為平野伸人等），曾於民國98年（2009）進行訪台調查。廣島6人、長崎8人，而得知台灣亦有遭原爆傷害者。台灣原爆受害者究竟是日本人還是台灣人，也成為話題。於海外原爆受害者之中，除南北韓外，僅有極少數為外國人，以「外國人原爆受害者」而言，台灣的原爆受害

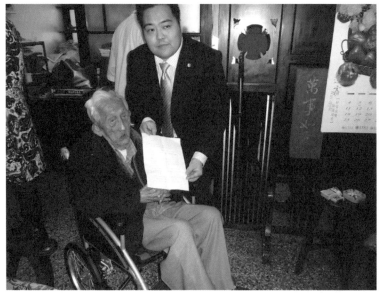

■ 民國101年（2012）3月15日，日籍律師向山知等人，親自將廣島裁判所和解書，當面送交王文其醫師等人。

者人數較多。

　　過去與南北韓同樣是日本殖民地的台灣，當然在廣島或長崎亦有遭原爆受害的人，但儘管如此，在台原爆受害者的資訊至今卻仍舊很少。因此，長崎的海外原爆受害者支援連絡會，與廣島的韓國救援原爆被害者市民大會，在廣島支部成員，自民國100年（2011）1月起，開始對台灣原爆受害者展開調查。[28]

遲來正義算正義嗎？

　　筆者一路追蹤太平洋戰爭，自撰述《烽火歲月——台灣人戰時經驗》、《前進婆羅洲——台籍戰俘監視員》、《戰火紋身的監視員》等書，諸如台籍戰犯，長崎原爆，日政府無情對待台籍軍屬、戰俘監視員、志願兵、海軍工員、慰安婦、巡查捕、勤勞特設團等，他們幾乎求償無門，尤其王清峰律師帶領的阿嬤，上東京法院求償；開庭沒多久即退庭，壓根兒也不聽慰安阿嬤訴悲悽。而滯留日本東京的台籍戰犯簡茂松（按：民國100年5月病逝東京），宮崎的林水木87歲臥病在床，他們跟日本打賠償官司一輩子，結果分文未賠。足見日方冷酷對待台民。

　　做夢也沒想到，昭和20年（1945）廣島、長崎原爆已飛灰煙滅，誰還記得是否有台灣人受害？千里迢迢去尋訪

28　執筆者在間秀和，編監修平野伸夫，譯者王學新，《台湾の被爆者たち》，日本，長崎新聞社，2012年3月14日，第一章。

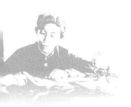

他們住所，無可置疑這絕對是棘手問題，也是道德勇氣極致，恐怕連政府都不敢碰觸。然而，卻有一群日本律師，及長崎原爆受害家屬第2代關懷協會會長跨海而來，日本、台灣之間奔走，自行調查台灣原爆受害者之實際情形。爲詢問已確定下落的12人，展開南北長約390公里之台灣島遠征，尋人之旅，備極辛苦。王文其醫師表示：7年前向日本政府請求國賠，卻被刁難。經過向山知、廣也律師及平野伸人等人跨海訴訟，於民國101年（2012）3月12日，於廣島裁判所第4次判決『和解』。由日方於5月20日支付110萬元日幣，賠償追溯自民國92年（2003）3月1日起算，追加每年百分之5利息，依此推算每人可獲150萬日幣賠償，首批台灣原爆受害者有10人獲得賠償，包括陳新賜、王文其老醫師。

　　獲得意外賠償金，王醫師並無高興表情，他只淡淡說：「戰爭很可怕，希望後代記取教訓，像我等67年始獲日方賠償，我95歲了，遲來正義算正義嗎？」

◎永井隆教授上帝之愛

渡化苦難的揚聲器

　　明治41年（1908）2月3日，出生於島根縣松江市。中學時，科學老師使年輕的永井隆成爲徹底的無神論者。後就讀長崎醫大，不僅是全班第一名，更確定科學是人類唯一依靠的導師；由於科學的實驗、剖析使他深信：人死後只是一堆殘骸而已。直到母親臨終時，眼神所傳達最後訓言，以及在中國東北醫護受傷的日本兵，看見那種罪與罰的無力感，使過度相信科學神話的永井隆博士，開始動搖……當他讀到「靈魂不死」的言論，如「死如落日，太陽是從西方落下，從人們的眼光消失，但在地平線的那端，還保持不變，永遠是閃亮的。」這樣的生死哲學，激發出忍受苦難的人間力量，也相信「永遠的生命」是從這世界開始的。聖經指點他：「不是憂傷、悲哀的結束，而是充滿喜悅、希望的開始。」這對醫學博士，也深具文人氣息的暢銷作家永井隆而言，是人性、生命更大的鼓舞。

　　永井隆重要的文學代表作《長崎和平鐘聲》、《開花的山丘》，《聖母の騎士》，《給未亡者（亡びぬもの

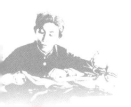

を）》、念珠之鎖（ロザリオの鎖）》、《拋下此子（この子を殘して）》、《可愛之子（いとし子よ）》、《少女嶺（乙女卡）》、《如己堂隨筆》，《村醫》、《平和塔》、《長崎の花上、中、下》等文學作品，成爲其關照人間，渡化苦難的揚聲器。《長崎和平鐘聲》是其首部作品，於昭和21年（1946）完稿，他強調：日本人必須承認：戰爭的罪惡是他們造成的。

隔年永井隆續出版《開花的山丘》書中他問讀者：「誰將美好的長崎市變成廢墟呢？」其答案令人矚目：「是我們。我們開始打這場不義的戰爭，不是原子彈在浦上山谷中挖了大洞，而是我們自己挖了這個洞。我們將聖經說的那句話：『凡持刀劍者，必死在刀劍下。』從左耳入，由右耳出，我們日本人爲了戰爭造軍艦魚雷。」以上是人道精神醫師、作家的雙重質問，這些事實是所有關心民族前途的日本人都無法否認的；對於有良知的知識分子，心靈就特別悲涼和痛苦。

關於日軍的殘酷險惡，日本諾貝爾文學獎作家大江健三郎，曾在《沖繩札記》揭發二戰時，日軍逼迫沖繩人集體自殺內幕，不斷替他們請命，追索「祖國是什麼？所謂的日本人是什麼？我能不能變成不是那樣日本人的日本人？我那顆貧弱的心已思考得疲憊了。」[29] 書中如此敘述：「從今以後，部隊將進入迎擊美軍的長期戰鬥點，

29　大江健三郎著，陳言譯，《沖繩札記》，台北，聯經出版公司，2009年10月，頁34～40。

為了不妨礙部隊行動，為了提供部隊糧食，民眾需英勇自決。」以沖繩民眾之死，作為贖回本土日本人的生，這個命題在血染座間味村、渡嘉敷村悽慘現形……400多名沖繩島民「殉國」真相，其實是被日軍隊長下令集體自殺。民國94年（2005）大江因而被隊長的遺屬告上法庭，至今仍為訴訟奮戰不懈，表現出雖千萬人吾往矣之勇氣。

兩位舉世聞名的作家，先後對二戰時，日本軍國主義無情的批判，尤以大江於民國98年（2009）10月6日抵台時，曾有學者問他：寫過《沖繩札記》為何不以台灣為寫作題材？他回答：「如果我更有勇氣，訪問台灣的時間會更早。」出生於日本四國偏僻山村的大江坦承：「自己創作係定位邊緣對抗中心。」27歲便寫嘲諷天皇神格化作品，屢屢挑戰日本社會珍視的傳統價值觀。

相對的醫學博士永井隆，早在民國26年（1937）第2次前往中國戰場，任第5醫學部隊主任；到中國，他立刻召集日軍醫及護士，組成自願服務隊，免費替受傷的中國百姓治療，然後委託中國天主教會員，將物品分送給需要的人。據說：援助無辜的中國人，萬一被東京總司令知道，永井隆博士會有很多麻煩。唯其心中充滿上帝之愛，無畏軍閥之可怕，令人感佩。

戰後，日本在廣島有群眾遊行，不過這些遊行有報復的口號，及咒罵他國的行為，總之缺乏和平、理想及戰爭的懺悔，一種狹隘的島國心胸（只知道自己痛，看不到別人底傷）。而長崎市民公推永井隆為發言人時，他演說要

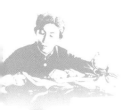

求大家尊重兩個戒律：一、和平遊行不能口是心非，必須要求內心的平安。二、家庭的和諧。若內心充滿怒氣，家內常吵架，就無資格公開談和平。因爲他的主張，長崎就無廣島那樣吶喊、激怒的政治性遊行，也區隔慈悲與妄念的界線。

永井隆是上帝化身

　　據王文其醫生回憶：恩師永井隆幾乎是上帝的化身，常常爲原爆受害者祈禱，他說：「原爆讓我們化爲烏有，但祈禱使悲哀轉爲希望，只要能超越困苦、貧窮，就有機會迎接明日的光輝。此事沒什麼可怕，怕的是沒有盡到責任，就要離開自己人生舞台。」這是多麼富有哲理的話！祈禱，讓生命清淡、清明、清新，回歸本體的清貧，超越得失的隨緣自在。因此永井隆跟醫學生相處時，常吟詠這首和歌：

　　　　今日再度存活
　　　　令人深深體會
　　　　生命脆弱寶貴
　　　　有如串珠細絲

　　除此，永井教授在原爆救亡過程，勉強撐起受傷衰弱之身，去救助可憐的存活傷患，並夢想在孤禿、焦黑的土

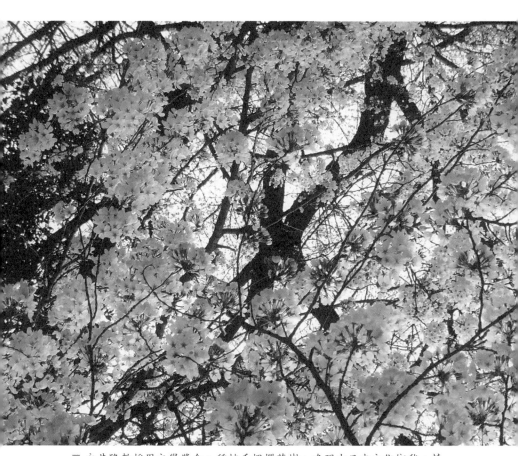

■ 永井隆教授用文學獎金，種植千棵櫻花樹，喚醒古日本文化鄉愁，轉
　移原爆受害的心。

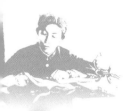

地，開出一樹紅艷、漂亮、迎風招展的櫻花──日本人視為美之顫慄的櫻花樹，傳統古日本視為今生宿緣與夢境的櫻花戀。

當昭和23年（1948）他得到九州時報文化獎時，雖然彼時百姓很窮，很缺乏日用食品，永井用這筆文學獎金，在長崎市內種植1,000株櫻花樹，認為只有心靈的美化，視覺的美感，才能深度的轉移苦難。永井教授告訴市民：「永恆的生命從種櫻花開始，身體在花雨中擦身而過，即能感受古日本文化鄉愁。」以上的種櫻感言，不愧是出自文學家纖柔善感的心靈，一種迴風映草的纖柔之姿。

他在長崎生靈塗炭之際，將自己的文學獎金拿來買千株櫻樹，種植在同胞灰暗的心靈上，讓翡翠般的綠葉，繽紛的光影，陽光撫摸的樹皮，亮麗的八重櫻、吉野櫻，重現在民眾面前。如此走入林間，欣賞晨露的甜美、凝視白頭翁鳴啼，展開平遠、深遠、靜遠的觀自在，讓心象與印象皆得到和諧，讓身體懂得匱乏，傾聽內在的聲音，如此細緻的人間關懷，在一片黑暗景觀下，讓民眾走入樹林。清新的聲息，從樹梢陽光透出來。永井隆博士替長崎種下善根，種下一株株溫柔婉約的櫻花樹，讓櫻花在枝頭，散發著美麗的幻想，櫻花雖不說話，卻以恆古的美麗身影，引逗日本人遙遠之幻夢，這種熟悉的圖騰，在太古之前就和自己並存的，喻之為「時空重疊交映」亦不為過，這也是人生三度空間啊！

從日本文學、和歌、浮世繪裡，櫻花幾乎隨生命流

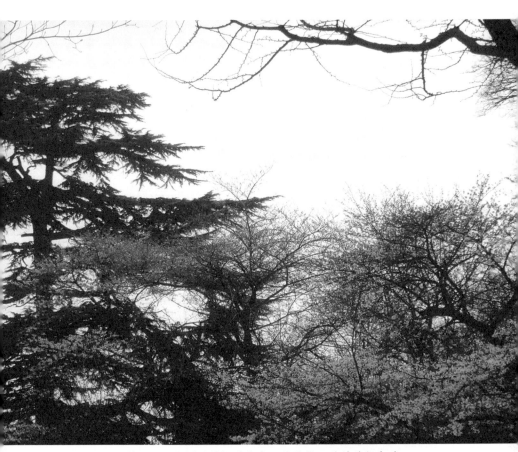

■ 迎著旭日，白櫻於枝椏柔光中，綻放給心靈的伴侶觀看。

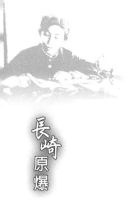

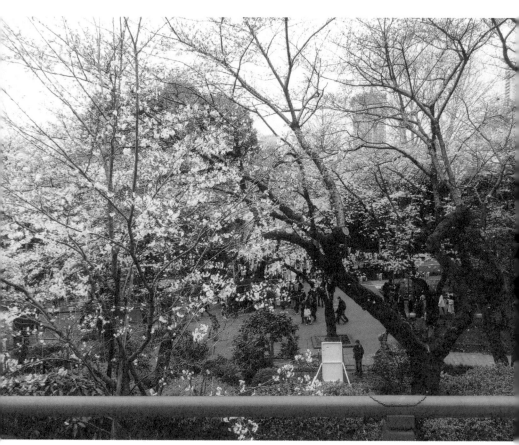

■ 長崎醫大永井隆教授於昭和23年（1948）所植千株櫻花樹，已成長崎
市民心靈歸鄉。

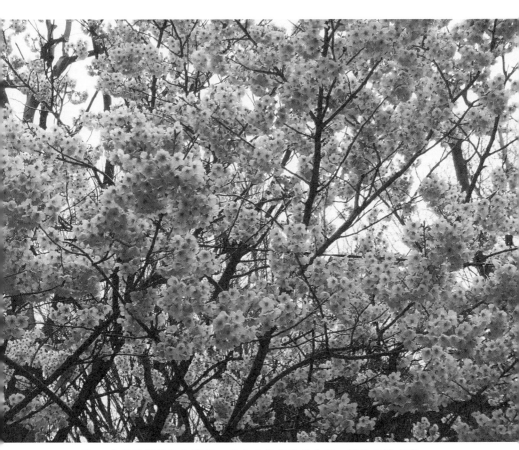

■ 60多年的櫻花粉紅夢境，宣示自身多重的色譜。攝於長崎市街。

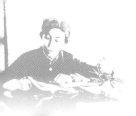

轉；筆者有次京都賞櫻，看到櫻花一路如瀑布垂向旅人黑髮，一位小女孩烏髮搖動，牽著母親袖口，咿咿呀呀地說：媽媽，我不想回家……媽媽點頭，果然坐到月光鋪在石板路上，那種柔情細膩，直叫人感動。今年（2012）二二八連假，國內四處瘋櫻花，幾乎把櫻花景點塞爆，台中武陵農場湧入3萬名遊客，櫻花林遭踐踏，四處可見被斷斷櫻花，山林淪為戰爭殘地；園區人員表示：幾萬人硬搖樹身、萬人踩根，土壤密合度變高，樹根無法呼吸，至少需花半年間修復，需費3百多萬元剪枝、翻土。想想國人至京都、上野、東北等地賞櫻，皆優雅看櫻，不敢蠢動，為何把場景搬到國內就如此粗暴？有些小孩用力搖樹枝，父母竟不阻止，讓花落如雨下。如此的「花見」日人稱賞花，而台灣真是鬼見愁。回想永井隆教授利用文學獎金，採購一千株櫻花種植長崎，讓受苦難的市民重溫夢幻之花，隨風搖曳之花，激起憐憫與恐懼，使得情感獲得陶冶與淨化。筆者最近聽到日本演歌名星森昌子「子供たちの櫻」，有人翻譯成「孩子們的櫻花」，歌詞大意：

現在雖能欣喜接納
孩子們指著畫紙上曾經畫過的櫻花
那麼多的花瓣　跟小時候一樣
唯有你們　是我心中的櫻花
小櫻　小櫻　悲傷的時候也好
小櫻　小櫻　痛苦的時候也好

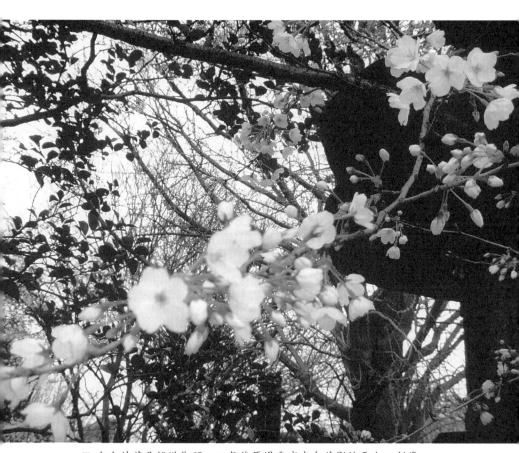

■ 白白的花朵鋪滿街頭，67年後原爆受害者自花影撫平內心創傷。

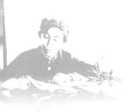

長崎原爆

不要忘了　別忘了　櫻花盛開的事

小櫻　小櫻　煩惱的時候也好

小櫻　小櫻　傷心的時候也好

不要忘了　別忘了　初生這件事

把舊畫紙的櫻花　掛上牆

孩子們說這是賞花使大家歡笑

心中湧出的欣喜似淚水

小櫻　小櫻　孤單的時候也好

小櫻　小櫻　寂寞的時候也好

　　筆者抄錄這首歌，除了傾聽日人將櫻花擬人化，更將悲憫、疼惜心境表露無遺，跟癌末醫師永井隆一樣，利用文學獎金購植一千株櫻苗，讓長崎市民孤單痛苦時，可向紅櫻訴苦，深深舊夢，紅塵有愛。國人怎如此糟蹋紅色情人啊！

　　相傳：原爆後生物75年無法生息。故人們畏懼重返廢墟現場，唯永井隆博士現場觀察：「三個月後，我們在爆炸中心的松山町發現蟻群；一個月後發現很多蚯蚓，而且也看到水溝中老鼠奔跑的模樣；吃著地瓜葉的昆蟲，也在一個月後大量繁殖。既然小動物都可以這樣蠕動著，那麼人類也可生存吧！」

　　永井隆原爆後失去了愛妻及一切，卻仍成立救護隊拯救其他傷患，彙整首份原子彈醫學報告書，並以11本著作，呼籲世人要：「愛人如己，要發願替世人贖罪。」而

他半躺半臥中，在鐵皮屋加蓋的「如己堂」辛苦創作。11本書更有兩本被改拍成電影，直到今日11本書仍不斷再版，擁有幾億讀者。直到生命的最後幾年，雖然臥病不起，仍藉著玫瑰經和耶穌精神，使他獲得足夠的力量。例如白天，永井大部分時間都用於接待訪客、鼓舞，安慰

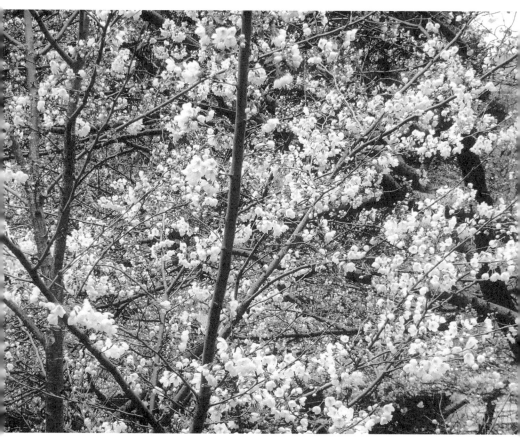

■ 永井隆教授的浪漫和遠見，自一株幼苗延展成長崎市民遼闊的視野。

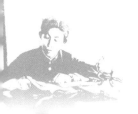

他們；晚上有病，睡不成眠，他只好於天色青濛的黎明寫書，還回覆寫信給他的讀者朋友。在他過世後，長崎市政府爲他成立紀念館，請那些曾收到他書信的人，將信寄回，整理發現：躺在床上的4年，永井寫了7,000多封信，平均每周寫35封之多，在極度的病苦中，猶燃燒自己，照亮別人。

一輩子耕耘福田的清貧家

　　永井隆在台學生王文其，在原爆後曾兩度回長崎醫大參加同窗會，分別是民國79年（1990）2月、民國86年（1997）8月。這一群遭遇原爆餘生者回到母校，幾乎都是新建築，原爆前的場景已不復見。唯浦上天主堂南側及遺壁猶存，這群驚悸混雜著喜悅的老同學，相約去探視恩師永井隆教授紀念館——「長崎市永井隆紀念館」，成立於昭和27年（1952），收藏永井短暫一生（享年43歲）文物，包括照片、紀念品、紀念徽章、衣服、救難隊現場、原爆相關文物，尤以7,000多封信，及永井隆倒臥病床的蒼白臉容，最令學生傷感。垂掛在透明展示櫃的聽診器，隨著海風吹來的律動，發出細微的聲音，宛如永井的幽靈回來尋找，陪他形影不離的聽診器。同學亦在成堆的書信中，閱讀由手工書寫的信件，有些斑黃、水漬，永井秉持天主之愛，安慰受苦受難的教友、同胞、師生，似乎忘了自己也是原爆受難者，似乎是「人生到了盡頭，也是神的

開始」。

　尤其令學生驚訝的，幾個破舊的行李箱、手提包是永井隆的隨身物，這些破舊的東西，別人早就棄之如敝屣，而身爲醫師教授卻惜物愛物，不忍割捨。什麼原因促使他勇於奉獻犧牲？昭和20年（1945）8月9日11時2分原爆，永井隆醫師有一篇極動人的原子彈公祭弔辭：

　　　停戰與浦上的毀滅，這兩者之間難道沒有深遠的關係嗎？日本唯一的聖地「浦上」，不就成爲二戰這場人類罪惡的贖罪地？被挑選爲祭壇上被屠殺、被焚毀的聖節羔羊嗎？……未見戰敗就離開世上的人有福啊！相較之下，存活下來的我們是悲慘的，因爲日本輸了，浦上已完全變成廢墟，雙眼所見全是灰與瓦，無家、無衣、無食，田荒蕪，人稀少，僅見三三兩兩人群，呆立在廢墟中，仰望著天空。

　　　但願已逝的眾魂，因爲天主的憐憫，得享安息。阿門！

　這一篇原爆死難者公祭祈禱文，祈福死者，告慰生者，充滿宗教的悲憫情懷。參觀恩師紀念館後，王文其等一行人難掩悲傷的心緒，大家回想在長崎醫大的歲月，恩師的細心教誨，遙想恩師抱病完成10多本小說集。展館在2層小樓裡，簡單、樸實、無華。歷史像一座夜間的老房

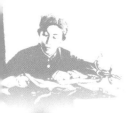

子，所有的燈光都亮著，幽幽的照著永井隆博士的前世今生。同學於傷感之際，也試著以教徒身分向上帝祈禱：「主啊！愛是恆久的忍耐又有恩慈，希望使他快活，原爆使他驚惶，他想睡卻睡不著，只有天上的星星陪著他凝視人間。」照片上永井老師無血色的臉，瘦削的仰躺在被窩，憔悴得令人心酸。他只想到為這個世界盡多少愛、平和、溫暖和光明，卻看到幾百年逐漸擴大、繁榮的長崎市，終在原爆中盡成廢墟。老師無私奉獻，「把握生命，是透過誠實的體驗與點點滴滴的付出。」王文其醫師感動的說。

樹立醫界座標的苦行僧

　　永井一輩子耕耘福田，自昭和21年（1946）被病魔打倒後，努力以文字重構心靈的淨土，並用稿費為兒童建立圖書館，這樣的生命境界，形同永井寫作之屋「如己堂」，當年請人蓋的鐵皮屋，小小的空間，卻陪伴永井度過憂患歲月，而不少膾炙人口的文學作品由此產出，時時提醒自己「愛人如己」。

　　回溯日本在戰爭中或終戰後，不管在花道、茶道、藝術創作上，均主張回歸傳統的「清貧思想」，即：床之間不只是掛佛祖像，山水畫，也可以掛書法作品。事實上，清貧並非提倡回到貧窮過苦日子，而是重新思考生命的重心與意義。包括一個人如何面對自己，如何與他人相處，

如何對待自然與生態環境，如何安排此生此世。永井教授的遺物裡，極少有光鮮亮麗的東西，活得寬闊自在，卻很講求心靈環保，頗覺清貧是一種生活態度；他雖貴爲醫學博士，原可追求高度的物質享受，卻徹底離棄了優渥、舒適的生活，獨來獨往，來去隨緣，實踐「惜福、習貧、持戒、自尊」的生活，想必背後蘊含一種無言而動人的慈悲之光吧！如缺乏崇高宗教情懷，將難以如願。

長崎醫大的同學，參觀永井教授紀念館，親眼目睹老師的生活簡樸，卻在立言、立德、立功方面洋溢生命的熱情，猶如古代顏回「一簞食一瓢飲，人不堪其憂，回也不改其樂。」在中國古代歷史裡，顏回也提供我們清貧的生命典範；一間窄窄的斗室「如己堂」，卻發揮高度的人道精神，讓一群戰後重逢的學生，深受感動，其精神媲美至黑暗非洲部落行醫的史懷哲，爲人類點燈，且至死不悔。

王文其醫師描述兩次赴長崎醫大的同窗會，目睹永井隆教授紀念館、如己堂，讓所有台、日醫生感慨：永井老師寧讓肉身疲累、清貧、自虐，一生奉獻愛，一生奉獻受苦受難的人群。昭和12年（1937）的中國之行（8年抗戰），無視於自己白血病纏身，實踐「博愛」精神，去搶救受傷的中國人，堪耐寂寞，犧牲小我，讓參觀的學生均訝異於，師尊苦行僧的兩袖清風，形同俳句詩人松尾芭蕉在《奧之細道》寫下：「何等尊貴，青葉嫩葉在日光下，一樣把握生命每一分亮麗的時光。」同體大悲，愛人如己，永井隆博士樹立醫界的生命座標呀！

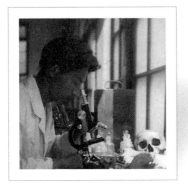

卷三

核害的歷史輪迴————

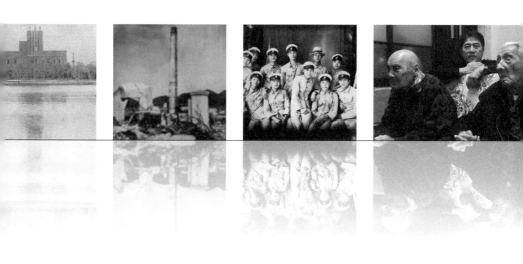

沒有經歷核爆傷害，
是無法想像它的驚人殺傷力，
你看福島、岩手縣核災，日本幾乎無力招架，
以日本經濟、科技尚且束手無策，
截至目前，核災傷害仍在持續擴大，
如發生台灣怎麼辦？台灣有能力避開核災嗎？

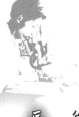

從廣島、長崎原爆到福島核災

　　去年，日本311大地震、海嘯、核災，至今已屆滿1年，日人在幾個不同地點默哀一分鐘，悼念罹難者。據警方統計：死亡人士高達15,405人，行蹤不明者有8,095人（事實等同死亡），91,009名民眾被迫過避難生活，菅直人政府不僅救災遲緩被批評，連復建工作也遲緩，民眾不滿節節升高。發生事故的福島縣內也有抗議集會，郡山市約有200人集會，手上拿著「不要再有福島」、「把故鄉還給我們」布條，令人聽來格外心酸；郡山市現在放射線是東京20倍以上，一名主婦說「現在連深呼吸都不敢」，讓她不得不走到街頭抗議。[30]

　　另外，東京新宿與澀谷街頭，以及日本其他各地皆有反核遊行，反核民眾沿著大馬路進行3公里左右遊行，約有2萬多人參加。關於日本東北核災，筆者特地請教長崎原爆醫生王文其看法；這位於原爆中心700公尺內，身重傷的老醫師直言：「人類不該為核能承擔如此巨大風險，全世界擁核派都不敢提核電成本，我認為寧可經濟萎縮，也不該大力推動核電廠，萬一怎樣，台灣承受不起呀！」

　　另一位居美濃的陳新賜醫師，直言不諱說：「日本早該奉行非核家園的歷史任務，像民國34年（1945）8月廣島、長崎原爆，幾乎毀掉日本，我妻兒3人死在長崎，讓

30　引自聯合報，2010年8月7日，A21版。

我背負一輩子苦難;而福島核安事故復原,總花費日政府保守估計需20兆日幣,核災造成的災難根本是人類控制不了的,台灣政府面對曖昧不明能源政策,怎可掉以輕心?」

兩位醫師經歷原爆殘害,身負輕重傷,並分別獲得長崎市政府原爆賠償,等同活在歷史現場,他們皆異口同聲表示:「沒有經歷核爆傷害,是無法想像它的驚人殺傷力,你看福島、岩手縣核災,日本幾乎無力招架,以日本經濟、科技尚且束手無策,截至目前,核災傷害仍在持續擴大,如發生台灣怎麼辦?台灣有能力避開核災嗎?」老醫師憂心忡忡,眉頭深鎖。筆者認為:如此憂心,有絕對歷史根據。

從福島核災到台灣必須廢核的理由

旅日作家劉黎兒,曾推薦已故核電廠技師平井憲夫《我的最後告白──核電到底是什麼玩意?》在台出版,直到311大地震,每件事情都影響她,例如:劉黎兒在日本那須高原有塊地,那裡種櫻花、楓樹、房屋,還存放10多萬冊書(約有60個大書櫃),因當地距福島僅80多公里,讓她只短暫回去兩次。3月15日東京輻射量升高幾10倍;她要兩個孩子先乘新幹線到大阪,頓時全家相擁而泣。

「我們還可以逃大阪,台灣發生核災逃哪裡?」福島

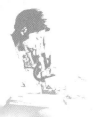

核災促使劉黎兒深入研究核能,她越研究始知:「核能太恐怖,根本碰不得,光核廢料處理就要2、3萬年,且核能運作須建立零錯誤和零失誤基礎上,這根本非人類負擔得起的事,是屬於神的工作。」於是她開始研究台灣核電廠歷史,再寫下《台灣必須廢核10理由》,這也是目前少見詳細追索台灣核電廠歷史著作。本來她計畫以山梨縣長壽村當書寫題材,都因為核災而打消。那須已遭污染,輻射值超高,物產無法食用,東京的水質也讓人心生疑慮,東北地區更是不宜前往,核災打亂她生活品質與寫作節奏,多年心血皆成廢物。[31]

這是一個作家在東京的感懷,東京離福島250公里,都發生如此潛在威脅,如果在我們台灣,試問還有活路可逃?也許有錢人可以飛機、船舶一搭轉往國外避難,尋常百姓只好與台灣共存亡(像筆者服役烈嶼,須與陣地共存亡),這也是愛台灣的方法,只是太殘忍些,不是嗎?

當個不切實際的反核幻想家

筆者最近閱讀聯合報6月11日A17版,書寫都市小說紅極一時的村上春樹,9日於西班牙受頒「加泰隆尼亞國際展」發表得獎感言:得獎很光榮,唯他無法高興,因他的同胞仍深受核災之苦,村上話鋒一轉,身為二戰原爆受害

---

31 蔡昀臻,〈歡愛與核電的文字對弈──專訪劉黎兒〉,引自《文訊雜誌》,2012年2月,頁25〜31。

國，日本人應在戰後拒絕使用核電。日本首次遭遇核災是他人造成，「這次是我們親手鑄下的大錯」。這位出身早稻田大學影劇系小說家，沉痛指出：「當初政府與電力公司強調效率與便利發展核電，少數反核者則被認為懷有不切實際幻想。直到現在始知：我們應當個『不切實際幻想家』。」並鼓勵日人勇敢逐夢。

我們自民國34年（1945）8月身受廣島、長崎原爆傷害，分別在長崎醫大受傷的兩位台灣老醫師的見證；幾位台、日知名作家的陳言，如寫《太陽の季節》小說家，現任東京都知事，石原慎太郎直率道：「東北大海嘯、核災是天譴，自找的。」雖引發不諒解，卻未影響其東京都知事競選連任，足見誠懇的反省，公理是呼應人心的；旅日作家劉黎兒也因核災衝擊，直言：「日本政府表明要負責到底，若付不出龐大賠償金，最後也是拿稅金填補，債留後世子孫。」另以《挪威的森林》行銷4百萬冊，寫作風格以超現實、後現代基調的村上春樹，直言不諱指出：「日本未以二戰原爆為戒，還大量發展核電廠，東北核災是自己鑄下大錯。」

面對沉重下台壓力，首相菅直人6月11日，搭乘自憲隊飛機，從東京羽田機場出發，視察岩手縣受災最重斧石市，參加悼念儀式；東北災區重建將是二次大戰後，日本最大重建工作，預計斥資2,500億美元（約台幣7.25兆元）。

筆者長期與兩位台籍醫生陳新賜、王文其談「原

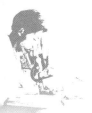

爆」、聊生死，一隻腳不知不覺跨入不同世代，彷彿也嚐到輻射塵加之於心靈的苦味；入戲太深，一度走不出來。人類歷史說長不長，自兩河文明、馬雅文明、印度河文明、黃河文明，有的斷裂、消失，有的改朝換代，有積弱不振、搖搖欲墜像陀螺，有重新崛起，唯歷史雖可鑑往知來，人類卻仍然輕啓戰端，相互毀滅，歷史不曾教導人類學習和平、相愛。眼前日本國境破毀，難道不是「核災之歷史輪迴」？

附錄：
〈長崎和平宣言〉

——取材自《長崎原爆の記錄》

「人究竟在做什麼？」

面臨原爆後第61年的今日，在長崎本地，憤怒及不安之聲持續高漲著。1945年8月9日11點2分，長崎被一顆原子彈摧毀，一瞬間7萬4千人灰飛煙滅，7萬5千人受傷。人們都被強烈熱線燒烤，肢體為悽慘爆風吹散，恐怖的放射線穿透身軀，直至現在仍有許多原爆受害者為後續疾病所苦，生活及夢想被剝奪。這些人們所發出的悲慟叫聲，我們豈能忘懷？

但是，世界上尚存在足以讓人類滅亡的大約3萬發核武。10年前於國際法院認定以核武來威嚇及使用核武乃是違反國際法之行為，而強力促使國際社會廢止核武。6年前聯合國明確約定擁有核武之國家不僅要防止核武擴散，且要廢止核武。

核武是毫無差別的殺害多數人的兵器，廢止

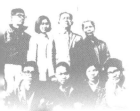

核武是人類絕對要實現的課題。雖有189個國家加盟核武不擴散條約,但去年舉行再檢討會議時,卻毫無成果的閉幕,其後也沒有進展。

　　擁有核武的國家並未真誠的實施裁減核軍備,即使是美國也默認印度開發核武,並與其共同建立原子能技術之合作體制。另一方面,宣稱擁有核武的北韓正威脅著我國及世界的和平與安全。此外,如已擁有核武的巴基斯坦、據說實際上已擁有核武的以色列,以及伊朗開發核武的疑慮等,皆使得世界核武不擴散體制面臨崩潰的危機。

　　想要依賴核武威力的國家們,今日應該要以更謙虛的態度,來傾聽曾遭受原爆災害者及祈願和平者的聲音,朝向全面廢除核武、誠實的推廣核武縮減及不擴散政策去努力。且核武若無科學家協助則不能開發,科學家不能只為了自己國家,也要自覺人類全體的命運及自我的責任,應該從心裡拒絕開發核武。

　　反過來呼籲日本政府,做為一個遭受原爆國的政府,不要再掀起悲慘的戰爭,應立身於歷史的反省上,遵守憲法的和平理念,推行非核三原則法制化及東北亞非核武地帶化,再進一步謀求充份援助並保護進入高齡化國家的原爆受害者。61年的期間,原爆受害者說出自己悲慘的體驗,

而傳播開來。對於殘留皮膚的烙印絲毫不加隱蔽，不斷訴說著忘不了的悲慘體驗。這些原爆受害者的身影，是朝向追求和平的原點。讓我們將此聲音擴散於全世界，讓長崎成為最後的原爆地。這樣的活動，正呼喚著隱藏於人們內心深處的共鳴。本年10月召開第三屆「廢除核武─地球市民集會長崎」大會。這豈不是作為聯繫過去與未來之橋樑，超越世代與國境，彼此對話的媒介？讓我們緊密的牽手，再次奮力的將廢除核武及和平的網絡，從長崎本地擴散到世界各個角落吧。

承受下原爆受害者心願的人們，心中產生的共鳴與連帶感，會成為更大的力量。確信必定會讓沒有核武的和平世界獲得實現。

最後，祈禱抱持悲慘心境的亡靈們能得到平靜，決意以此2006年為再出發之年，在此宣誓將盡力實現永久和平的夢想。

平成18年（2006）8月9日長崎市長伊藤一長

國家圖書館出版品預行編目資料

長崎原爆 —— 台灣醫生陳新賜・王文其歷險記 / 李展平
著.－－初版.－－台中市：晨星，2012.5
面；公分.－－（台灣歷史館；040）

ISBN 978-986-177-591-3（平裝）

1.陳新賜 2.王文其 3.醫師 4.台灣傳記

410.9933   101004749

台灣歷史館 040

長崎原爆——台灣醫生陳新賜・王文其歷險記

作者	李 展 平
主編	徐 惠 雅
特約編輯	曾 一 鋒
美術編輯	林 姿 秀

創辦人	陳銘民
發行所	晨星出版有限公司
	台中市407工業區30路1號
	TEL：04-23595820　FAX：04-23597123
	E-mail：service@morningstar.com.tw
	http：//www.morningstar.com.tw
	行政院新聞局局版台業字第2500號
法律顧問	甘龍強律師
初版	西元2012年05月06日
再版	西元2014年04月30日（二刷）

郵政劃撥	22326758（晨星出版有限公司）
讀者服務	（04）23595819＃230
印刷	上好印刷股份有限公司

定價300元
ISBN 978-986-177-591-3
Published by Morning Star Publishing Inc.
Printed in Taiwan
版權所有，翻譯必究
（缺頁或破損的書，請寄回更換）

請填妥後對折裝訂，直接投郵即可，免貼郵票。

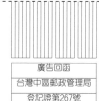

廣告回函
台灣中區郵政管理局
登記證第267號
免貼郵票

407
台中市工業區30路1號
晨星出版有限公司

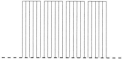

請沿虛線摺下裝訂，謝謝！

更方便的購書方式：

1 網站：http://www.morningstar.com.tw
2 郵政劃撥　帳號：22326758
　　　　　戶名：晨星出版有限公司
　　請於通信欄中註明欲購買之書名及數量
3 電話訂購：如為大量團購可直接撥客服專線洽詢

◎ 如需詳細書目可上網查詢或來電索取。
◎ 客服專線：04-23595819#230　傳真：04-23597123
◎ 客戶信箱：service@morningstar.com.tw